栄養医療のスペシャリストがつづる

心に残る経腸栄養の患者さんたち

胃瘻？ 経鼻胃管？ …CVポート？

編集 井上善文
大阪大学臨床医工学融合研究教育センター
栄養ディバイス未来医工学共同研究部門 特任教授

フジメディカル出版

まえがき

今、栄養管理の領域で問題になっているのは…、いろいろありますが、その一つは胃瘻問題です（本当は、私自身は、胃瘻問題ではなく、栄養管理の適応と方法の問題だと思っています）。胃瘻を造設することができない、できにくくなっている、これは間違いありません。その結果、経鼻胃管で経腸栄養を実施している患者さんが増え、また、ＣＶポートという『完全皮下埋め込み式ポート付き中心静脈カテーテル』で高カロリー輸液を行っている患者さんが増えています。経鼻胃管で経腸栄養を実施している患者さんは、かわいそうだ、という印象に加えて、さまざまな利点がある、ということで胃瘻が広く普及したのに、ということです。ＣＶポートを使う場合には、カテーテル感染に対する対策がきちんと講じられていなければならないのに、その対策のレベルは低い、これも問題です。さらに、より適切な栄養管理を実施するためには胃瘻を用いることが医学的に正しい選択なのに、それに対して、家族が胃瘻を拒絶する、という傾向も出てきています。これは、明らかな間違いです。また、経腸栄養の実施経路として、胃瘻という医療技術は絶対に必要なのに、医療技術としても不要なものと考えられる傾向がある、これは由々しき問題であることも間違いありません。

この問題に対しては、いろいろな考え方があります。意識のない患者さんに胃瘻を造って栄養剤を入れるなんて、「患者さんの尊厳を損なうことになっている」、「単に延命を図っているだけ、本当は、患者さんたちはこんな医療はやめてほしいと思っている。患者さんに聞いてごらんよ、ま、聞けないけど」、「医療費の無駄使いだ。元気になって食事ができるようになる可能性のない患者ばかりじゃないか」などの意見がある一方、「生きる尊厳は第三者が決めることではない」、「意識レベルが低くても生きていることを家族が望んでいる患者さんがいる」、「胃瘻を使った経腸栄養を実施することでこんなに元気になった患者さんがいるんだ。やってみなきゃわからない」など、医療者の持つ、哲学といいましょうか、考え方がいろいろあります。それらは、医療者自身が経験した患者さんから得られた考え方であると思います。

私自身は、自称ですが、栄養管理の専門家です。胃瘻問題についても、私なりの考え方は持っています。栄養管理の専門家として私が医学的見地から言えることは、胃瘻の適応を考える前に、栄養管理の適応があるのか、それを決めてほしいということです。それさえ決めれば、あとは難しい問題ではありません。栄養管理の適応がある、栄養管理を実施することにした、それなら、経口摂取ができなくて、長期栄養管理が必要なのなら、胃瘻を用いることが最も適切な栄養投与経路と考えられる場合が多い、それは間違いないと思っています。栄養管理の適応がある、栄養管理を実施することにした、長期栄養管理が必要なのに、経鼻胃管で経腸栄養を実施する、CVポートで高カロリー輸液を行う、これが医学的に間違った選択だ、ということは、私が主張してきていることです。逆に、栄養管理の適応はないと判断したら、経鼻胃管での経腸栄養はやらない、CVポートを用いた静脈栄養はやらない、自然な経過にまかせる、という重大な決定を受け入れなければなりません。ここが重要なのであって、胃瘻がダメだから経鼻胃管で経腸栄養を実施する、CVポートで静脈栄養をやる、そんな低いレベルの問題ではない、ということです。

そんな問題についての議論や考え方を、経験の中から教えてほしい、そう思って、この本の編集を始めました。インターネット、ブログ、そして、メールでの誘い、そんな手段で募集したところ、111本の原稿をいただきました。執筆者の数は99人(共著者を数えるともっと多いのですが)でした。一人で複数稿を書かれた方がいるので、このような数字になっています。期限が決められていて、また、私の広報活動もまずかったのですが、これだけの方に原稿をいただき、感謝しております。そして、編者として、この111本の原稿を隅から隅まで、3回、読ませていただきました。細かい、『てにをは』を直したり、句読点を加えたり、漢字をチェックし、誤字・脱字もチェックしたりしながら、3回、読ませていただきました。それから、この「まえがき」を書いています。

すごい本になったな、というのが実感です。99人の方々の、真摯に患者さんと向き合う姿勢が出ていて、ここまで考えて臨床に取り組んでいる方々が、こんなにいるんだ、という驚きにも似た気持ちで読ませていただきました。本当、読みながら、うれしくなりました。真剣に患者さんのことを考えている方が、こんなにいるんだ、という感激を味わいながら読ませていただきました。また、自称、栄養管理の専門家の私自身だったら、どういう栄養管理をするだろうか、と思いながら読みましたので、ちょっと考え方が違うな、私だったらこういう方針で管理するな、と思ったりした症例もありましたが、でも、目の前の患者さんに最も良いと考えられる医療を実践しようという姿勢が、気持ちがひしひしと伝わってきました。書いていただいた原稿一編一編に対して、それぞれの原稿に対して、コメントを書こうかと最初は思ったのですが、余計なことだとわかりました。編者の私がとやかく言うより、とにかく読んでいただいて、患者さんに対して真摯に取り組んでおられるその姿勢、心を感じていただけたら十分だ、そう思いました。私が何も言う必要はないな、それぞれの話を読んでいただけば、それで十分だ、そう思いました。

こういう患者さんを抱えておられる方々、医療関係者だけでなく、本当に多くの方に読んでいただきたいと思います。医療に対してさまざまな問題も指摘されていますが、こんなに真摯に患者さんに向かっているのだ、こういうふうに真剣に考えている医療者がたくさんいるのだ、ということを理解していただけるはずですから。

最後に、ちょっとした思いつきで原稿を募集したにもかかわらず、このような貴重な経験を本書に掲載していただいたみなさんに、熱く、心から、お礼申し上げます。ありがとうございました。みなさんの気持ちは、読んでいただく方々にまっすぐに伝わると思います。

2015年1月　井上善文

目次

第1章　栄養の力――プロローグ

「おはようございます」……井上 善文　018
私の心に残る経腸栄養の患者さん……三宅 哲　022
家族の理解と補助に支えられた経腸栄養管理の威力……目黒 英二ほか　026
患者・家族の目標である自宅への退院を支援した胃瘻栄養……渡邉 なつき　030
外傷性膵炎、腹腔内感染、肝機能障害に対し経腸栄養により救命できた症例……瀧藤 克也　033
難治性の肺炎が治ってしまった経鼻栄養の一例……粟井 一哉　037
頸髄損傷による腸管麻痺で諦めかけた経腸栄養が可能になるまで……田中 佳那子　039
栄養管理の推進に一役買ってくれたimmunonutrition効果第1号……矢吹 浩子　042
ええメロン……山中 英治　045

第2章　食べたい！

食べたい……西口 幸雄　050

仁淀川のあめご……中西 花 053
花農家のFさんとおはぎ……真井 睦子 056
夫婦で食べる喜びを再び…お饅頭……富田 真佐子 059
もう一度口から食べたい……吉田 祥子 062
最後まで口から食べたかったTさん……山本 純子 065
復　活……徳永 圭子 068
「た・べ・た・い・・・」……上田 貞子 071
最期まで口から食べることを支える経腸栄養療法―脳腫瘍終末期患者と家族とともに最善を考える―……川畑 亜加里 074
牛丼食いたい！……井上 善文 077

第3章　胃瘻（PEG）をめぐって

地区最高齢のHさんとの出会い……武内 謙輔 082
HIV脳症に伴う多発脳動脈瘤から脳出血、脳梗塞を繰り返した症例に対してPEGを施行した経験……佐々木 雅也 ほか 085

TPNから経腸栄養に変更して栄養状態が改善し、順調に治療を継続できた食道がん患者さん……栗山 とよ子 088
私の記憶に残る胃瘻患者―食道がん術後の胃管に対する胃瘻造設―……堀江 秀樹 ほか 091
PEGという手技でQOLを保ちながら逝った……井上 善文 094
胃切除後に発症した脳梗塞の患者さんに行ったPEG……田原 浩 097
「経腸栄養の偉大さ」、「食べるためのPEG」を私に根付かせてくれた外科術後誤嚥性肺炎の患者さん……豊田 暢彦 100
胃瘻造設後の経腸栄養で、寝たきりから元気で活発な高齢者になった症例……垣内 英樹 103
胃瘻の適応について―患者さんの笑顔から学んだこと―……島田 理奈 106
食べることは生きる楽しみ―食事や仕事を継続するために決断した胃瘻―……伊東 七奈子 109
いつまでも一緒に・・・……山田 圭子 112
PEGが人生を取り戻してくれた一例……粟井 一哉 115
制御できなかった体重減少―COPDのA氏との対話―……吉村 芳弘 117
2回目の選択……森安 博人 120
胃瘻を造ることになったのなら、ちゃんと造ってあげましょう……寺坂 勇亮 124

嚥下障害の改善後に患者から学んだこと……紺野 晋吾 128
造ってほしい、造れません……東條 久美子 131
最期までココロとカラダに栄養を……伊藤 明彦 134
PEG造設の患者さんへの栄養指導……可知 直子 137
愛されている老人のPEG……西村 卓士 140
私のお守り……須佐 千明 143
胃瘻造設前の胃仮想内視鏡にて初めて進行胃がんの判明した脳梗塞患者さん
……三好 博文 ほか 146
PEG造設時にバンパー埋没症候群を起こしてしまった症例……堀田 直樹 149
腐食性食道炎の患者さんの命の源……吉村 由梨 152
「胃瘻が詰まった。どうしよう！」必死の電話から生まれた簡易懸濁法……倉田 なおみ 155
『ポン！』という音がして抜けたPEGカテーテル……井上 善文 159

第4章　経腸栄養管理—1

腎臓病患者さんと経腸栄養……磯﨑 泰介 164

パーキンソン病の栄養管理には難しさと同時に面白さがある……望月 弘彦 167
私が心に残る胃瘻患者・家族との出会い……杉田 尚寛 170
療養病棟の主と言われていたKさん……三村 卓司 173
経鼻栄養により家族の望む在宅看取りを果たすことができた一例……粟井 一哉 176
最大の目標は家に連れて帰ること、そのために安定して栄養をとる方法を
……吉田 真佐子 178
現在進行形の栄養管理……天野 美鶴 181
水分管理の重要性を教えてくれた患者……林 宏行 184
栄養管理において、多くの治療手段を持つことの重要性を教えてくれた患者さん
……星 智和 187
頸髄損傷術後、本人と家族の思いを支え、胃瘻を造設して、経口摂取ができるようになるまで
……小寺 由美 190
超高齢患者さんに、より良い最期を迎えていただくための経腸栄養……高橋 留佳 193
栄養管理とその先の笑顔……神田 由佳 196
忘れられぬ彼女……山本 美佐子 199

敗血症性ショックの患者さんから教わった栄養の大切さ……角元 利行 202
T君のこと……坂本 八千代 205
胃瘻造設後、約1年以上かけて3食自力経口摂取となった症例……真井 睦子 208
やはり「我が家」が一番!?……野呂 浩史 211
痙攣重積発作と意識障害が遷延する患者さんの命をつなぎとめた経腸栄養
……高橋 路子 ほか 214
チームでの介入で回復に向かった患者さん……今吉 成美 217
看護計画を立案してチームで意図的に経腸栄養管理を実施して回復したリフィーディング
症候群の患者さん……川端 千壽 220
在宅経腸栄養法第一号の患者さんへの関わり—病棟看護師そして訪問看護師として—
……小西 尚美 223
在宅経腸栄養法第一号患者さんへの関わり（つづき）—看護師長として—……山田 繁代 226

第5章 経腸栄養管理—2

ココアにより経口摂取が可能となった胃瘻の女性……湧上 聖 230

経腸栄養でもセレン欠乏症を意識する契機となった患者さん……増本 幸二 233
経腸栄養剤を投与するたびに出現する一過性の右片麻痺と失語症……大林 光念 236
次々に起こるイベントでたびたび投与中断、たっぷり入れても栄養が改善しない……栗山 とよ子 239
誤嚥性肺炎の繰り返しで食べられない―体重が減る！何とかして!!―……本田 美和子 ほか 243
食道がん術後に両側乳糜胸を併発し、腸瘻からの栄養管理に難渋した一例……森川 渚 246
胃切除後縫合不全の治療に難渋した症例……郡 隆之 250
紫の悪魔と呼ばれて……今村 佳穂莉 253
“When the gut works, use it!〟に考えさせられて……国本 雅巳 ほか 256
私が慢性腎臓病用経腸栄養剤の調整を考える原点となった忘れ得ぬ患者さん……志波 郁子 259
移植までに目標体重へ―更なる生着率の向上を目指して―……須見 遼子 262
What a waste!……千葉 正博 265
わらにもすがる思い・・・……添野 民江 268

周術期における経口補水液ORS導入の恩恵……朝倉 之基 271
長期間、1本の経鼻栄養カテーテルを使い続けた患者さん……粟井 一哉 274

第6章　医療観、栄養医療の本質

生きる尊厳は第三者が決めることではない！—認知症終末期の患者を家族とともに支援して—……倉 敏郎 278
「心に残る患者さんたち」から学んだこと……天野 晃滋 281
医療は誰のために・・・……土師 誠二 284

第7章　ジレンマ、無力感

家族にとっての胃瘻、医師にとっての胃瘻……藤田 繁雄 290
胃瘻使用開始時期……汐見 幹夫 293
食道がん術後合併症にて数回の手術を経腸栄養管理にて乗り越えた患者……白尾 一定 296
思い出2つ……井川 理 299
理想とコストとやれること……樋島 学 302

第8章　患者さんと家族の気持ち

先生は「生きるための全てなんです！」……宮澤 靖　306
1日でも長く……利光 久美子　309
胃瘻への想いさまざま……東條 久美子　312
同世代の熱傷患者が教えてくれた経管栄養の必要性と苦悩……鈴木 裕也　315
胃瘻導入に赤信号―家族との関わり方を考える―……宮崎 徹　318
あとどれくらい生きられるの……木暮 道彦　321
家族も栄養士も本気。栄養士の説明責任……齊藤 大蔵　324
父のために……真井 睦子　327
患者のQOLを尊重した栄養と関わり……金子 真由美　329
家族看護の視点から振り返る在宅経管栄養療法―家族にとっての最善を考える―
……森 みさ子　332
患者の思いにはっとした、胃瘻からの経腸栄養剤の選択……伊関 朱李　335
医療者が目指すゴールと患者・家族が目指すゴールがなぜ違う？―患者さんからいただいた

手紙を通して感じたこと――……春原 ひと美 338
患者と医療者の経管栄養に対する認識の違いで学んだこと……安田 美菜子 341

第9章 看取り、緩和医療

それでも彼は一家の大黒柱……今里 真 346
離島で出会った仲良し夫婦……片岡 聡 349
匂 い……佐藤 亮介 352
島みかん……田中 誠 355

第10章 ユニークな患者さん

達 人……松末 智 360
「なにくそ！俺はここにいる」……岡野 均 ほか 363
「暴れん坊」から「温厚なおじいさん」へ……佐藤 敦子 370
将棋の相手？ 二度としたくない……井上 善文 373

第1章

栄養の力 ―プロローグ

本書のプロローグとして、栄養の力・経腸栄養の威力・栄養管理のすごさが実感された作品を選びました。

「おはようございます」

井上 善文

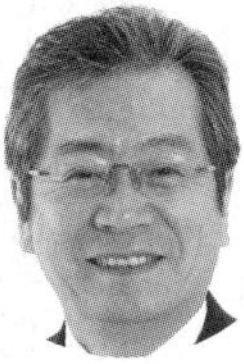

高田さんは89歳女性。パーキンソン病で全介助を必要としていました。長女が同居してお世話をしていました。私の外来を受診する1年ほど前から食事摂取量が減少し、嚥下困難となり、体重が25kgまで減少して、著明な栄養不良状態となっていました（身長は140㎝）。主治医から「このまま衰弱するか、胃瘻造設をするか、どっちかの選択をしなくては」と言われたとのこと。家族は胃瘻造設を希望され、私の外来を受診されました。もちろん自力で動くことはできません。しゃべることもできません。診察台の上には抱きかかえて寝かせました。BMIは12・7で、こんな状態の患者さんに胃瘻を造るべきかいろいろ考えたのですが、なんとなく、本当になんとなく、胃瘻を造設してきちんと栄養管理をしたら、元気になりそうな感じがしたのです。本当に、

なんとなく。体位もとれないので開腹手術で胃瘻を造設しました。エンシュア・リキッド®を用いた経腸栄養を開始し、術後10日で退院されました。経腸栄養の管理は長女が行い、訪問看護師が週2回、必要があれば3回訪問する、という態勢で退院されました。エンシュア・リキッド®750㎖を毎日投与したところ、3カ月後には体重が5・5kg増えていました。そのため、エンシュア・リキッド®を500㎖に減量し、少しずつ増えてきていた食事と併用するようになりました。最終的には33kg程度で体重は安定し、エンシュア・リキッド®も終了し、経口摂取だけで体重も維持できるようになりました。もちろん、血液検査でも栄養障害はなくなりました。褥瘡もできていましたが、訪問看護師のケアで治癒しました。

元気になってくると、カテーテルの事故（自己）抜去が問題となりました。自分でお腹のカテーテルを触って引っ張ったりするようになりました。ガーゼをあててテープで固定する、腹帯を巻く、などの対策をとっていましたが、何回か、カテーテルを自己抜去しました。カテーテルが抜けた場合の対応はちゃんと指導しておきましたので、長女が対応して瘻孔が閉じることはなく、病院で胃瘻カテーテルの入れ替えもできました。3カ月後にカテーテルをチューブ型からボタン型に入れ換えることにより、この問題は解決しました。

このように、外来での治療が非常にうまくいき、お元気になられました。月1回、午前中に私の外来に来られましたが、最初は何もしゃべることができなかったのに、3カ月が経過した頃からは車椅子に乗って来られ、「おはようございます」とはっきりした声で言うことができるようになりました。「おはようございます」。ええ!?最初は何もしゃべる元気なんてなかったのに…。長女が状況を手紙として書いてくださったのですが、「食事は、ペースト状からみじん切りにして食べることができるようになった。一度に食べる量が多くなり、食事時間も短縮した。食べやすい品は自分で食べるようになった。笑い声が聞けるようになり、私が離れている場合に用事があれば、大きい声で呼び続ける気力が出てきた。つかまり立ちができるようになり、トイレにも本人から連れて行って、と言うようになった」ということでした。結局、エンシュア・リキッド®での経腸栄養管理は不要となり、自分で食事ができるようになりました。しかし、念のためということで、胃瘻はそのままとしておきました。

その2年後でしたか、内科病棟に高田さんが入院していることを知りました。人工呼吸管理となっていました。重症の誤嚥性肺炎を引き起こしてしまった、とのこと。胃瘻を用いた経腸栄養も行われましたが、そのままお亡くなりになりました。私の外来を受診されてから約2年半。おかげで2年半も元気に、親子で楽しく過ごすことができました、と長女に感謝されました。

思えば、初診時、動くこともしゃべることもできず、一瞬、もう何もしないほうがいいのではないかと思った患者さん。主治医も「このまま衰弱するか、胃瘻を造設するか、どっちかだな」というように状態が悪くなっていた患者さん。でも、「どっちかだな」なんて言うかな?どっちかに決めてやれよ、と思ったりもしますが、家族に決めさせるべきなのでしょうかね。でも、私は、外来で高田さんを診た時、なんとなく、本当になんとなく、ちゃんと栄養管理をやれば元気になるかもしれない、と思ったのです。そして、胃瘻を造設して、在宅経腸栄養をやり、本当に元気になりました。あの時、もう元気になるのは無理だから、このまま衰弱して、自然に、というのがいいのではないですか、なんて言っていたら…。栄養療法の効果を確認できたな、ということなのですが、胃瘻を造設して経腸栄養を実施してよかったな、という感じ。もちろん、鼻からのチューブではこうはいきませんでした。鼻からのチューブで栄養管理をしながら、食事を進めて、家で生活する? 無理です。胃瘻で経腸栄養を実施したからこんなに元気になることができたのです。当然のことです。そして、栄養管理がうまくいって元気になった、よかった、うれしい、本当によかった。本人、長女、訪問看護師さん、そして私、これらの人たちのすべての思いが、この「おはようございます」の中にこもっているのだと思います。

私の心に残る経腸栄養の患者さん

三宅　哲
横須賀市立市民病院歯科口腔外科　医師

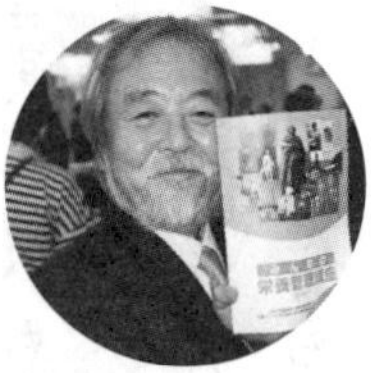

当院には栄養管理委員会という委員会があります（図）。NSTはもとより、嚥下チーム、褥瘡対策チームも深く栄養と関わりがあることから、それぞれのチームが栄養アセスメントを行い、嚥下チーム、褥瘡対策チームはNST*に対して提言を行って

います。

　私の心に残る経腸栄養の患者さんは、数年前に卵管溜膿腫破裂による急性汎発性腹膜炎、低酸素脳症、長期臥床による廃用症候群に陥った、50歳の女性患者さんです。身長165cm、体重130kg、BMI48・8と驚くような肥満の患者さんで、基礎疾患に糖尿病、高血圧症があり、集中治療室管理となっていました。血糖管理、栄養管理を目的としてNST依頼となりました。NST介入時、高度な意識障害（JCS*3～10)、気管切開されて人工呼吸器による呼吸管理が行われていました。看護師の言うことは少しは理解できているようでした。

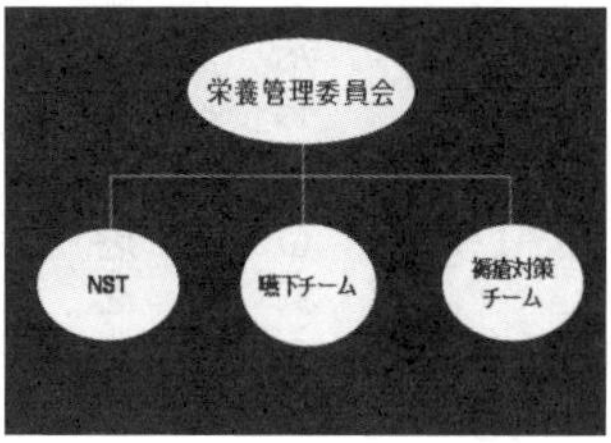

　栄養療法の方法としては、当初TPN*管理となっていましたが、長期の栄養管理が必要と判断し、経腸栄養に変更しました。経腸栄養剤としては耐糖能異常患者に使用することを考慮した組成であるディムベスト®を中心に使用しましたが、それでも血糖管理、栄養管理に難渋しました。貧血に対しては、エビデンスはありませんがココアを併用したり、野菜一日これ一杯®を併用したりしました。急性期から理学療法士

（PT）、作業療法士（OT）、言語聴覚士（ST）が介入し、栄養療法を実施し、褥瘡予防対策を講じながら、また種々のリハビリも並行して行われました。

意識障害が遷延するなか、経腸栄養が長期に渡ることが予測されたために胃瘻造設も検討されました。しかし、口腔ケアを行っている時に唾液を嚥下していることをSTが確認し、それなら意識障害から離脱できれば経口摂取が可能になるのではないかと考えたため、経鼻カテーテルを用いた経腸栄養を継続することとなりました。これらの治療と並行して、口腔ケア、嚥下間接訓練、咀嚼筋群への電気刺激を継続して行いました。栄養療法は多職種でアセスメントを繰り返し行いながらきめ細かな内容変更を行いつつ実施することにより、徐々に血糖値も安定し、そして、意識状態も少しずつ改善していきました。この頃から嚥下直接訓練に移行し、少しずつ食形態を上げ、ついに粥食摂取まで可能となりました。退院までこぎつけることができたのです。

退院時には介助が必要ながらも自分でスプーンを持って食べることができるようになっていました。退院時の体重は、55kg減少して75kgとなっていました。血清総タンパク値は6・3g／dℓ、血清アルブミン値は3・3g／dℓ、ヘモグロビン14・9g／dℓ、と良好な状態にまで回復していました。初めてのNST回診でお会いした時は、このように食事をしながら退院できるなんて想像することすらできなかった重症の患者さんでした。

この症例は胃瘻造設のタイミング、家族の理解度などとても考えさせられることが多かったのです。最終的には、介助は必要なものの経口摂取が可能になり、栄養状態も改善して退院された、私にとっては強く心に残っている症例です。確かに、最初にお会いした時のＢＭＩ47・8という体型が驚きであったこと、栄養状態の改善とともにＢＭＩが28と、やや肥満という程度まで減量して見違えるようになったこと、そして、食事ができるまで回復した、ということが大きかったのだと思います。それにしても、栄養療法はすごい、ＮＳＴに長年携わっているものとして、再確認させていただいたと思っています。

＊ＮＳＴ：nutrition support team 栄養サポート（管理）チーム
＊ＪＣＳ：Japan Coma Scale は、日本で主に使用される意識障害の深度（意識レベル）分類
＊ＴＰＮ：total parenteral nutrition 中心静脈栄養法

家族の理解と補助に支えられた経腸栄養管理の威力

目黒 英二
函館五稜郭病院臨床検査科　医師

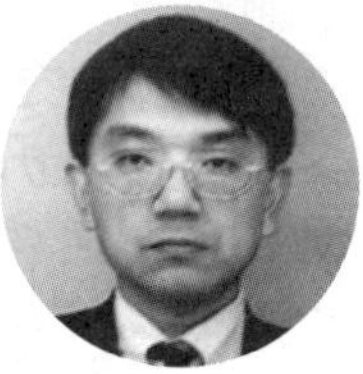

吉澤 恵子
函館五稜郭病院　管理栄養士

白川 直子
函館五稜郭病院　看護師

症例は、9年前に腰部脊柱管狭窄症手術、5年前に膀胱疾患手術と半年前に食道疾患手術の既往がある70代後半の男性。再燃する化膿性椎体炎の診断にて他院で入院治療していましたが、難治性のため当院整形外科へ転院となりました。

当院転院時は寝たきりで意識も不鮮明で呼名に反応がほとんどみられず（JCSⅡ-30程度）、経口摂取は不可能な状態でした。栄養管理は前医では高カロリー輸液が行われていましたがカテーテル感染を起こし、血液培養でMRSAを認め、抗MRSA薬が投与されていました。NST介入になり、静脈栄養は継続しつつ、経腸栄養の検討をしました。本人の意思確認はできない状況でした。食道手術で頸部操作痕があり食道瘻（PTEG）は断念、小腸瘻は全身麻酔が必要で全身状態から敬遠。食道再建の術式が挙上胃管胸骨後再建であり、挙上胃管への胃瘻の穿刺目標はかなり狭い範囲でしたが経皮内視鏡的胃瘻造設術（PEG）を試みることにし、また挙上胃管への胃瘻造設では胃瘻部から口側へ栄養剤の逆流は必至と考え胃瘻造設と同時にPEG-J（胃瘻からの空腸瘻）留置を無事に施行できました。

経腸栄養開始後、約1週間経過してから少しずつ呼名反応が出て、さらに経過とともに意識状態も徐々に回復し、少しずつの経口・歩行リハビリも開始することができました。その後、杖歩行が可能になり胃瘻造設後約1カ月で自宅退院となりました。在宅で経口＋経腸栄養で経過観察、その後回復が著しく経口摂取のみで十分になり、胃瘻造設から約半年で胃瘻から離脱でき、以後約４年半、元気に自宅で生活されています。

その後、ご家族からの情報では、入院中に「ひ孫」が誕生し、自宅退院後、ひ孫の成長とともに徐々にベッドから離れられるように回復していったそうです。自宅のベッドでひ孫と一緒に眠り、ハイハイするひ孫を座って眺め、歩けるようになったひ孫の手を引いて歩き、今年４歳になったひ孫を追いかけて杖を持ったまま走っていたとのことです。現在は、昔からの趣味の一眼レフでの写真撮影を楽しまれています。奥様のちょっとした工夫で、退院後少しずつ手料理を口にするようになりました。少しでも経口摂取量を増やすため、奥様は自宅内で小皿に小さなおにぎりなど食べやすい物を本人の通りそうなところや座る位置など手の届くところあちこちに置き、それを通りがかりに何気なく食べることで日々のリハビリとなり、少しずつ食事量が増えていったそうです。

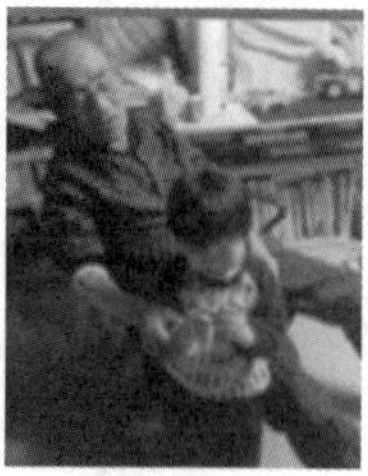
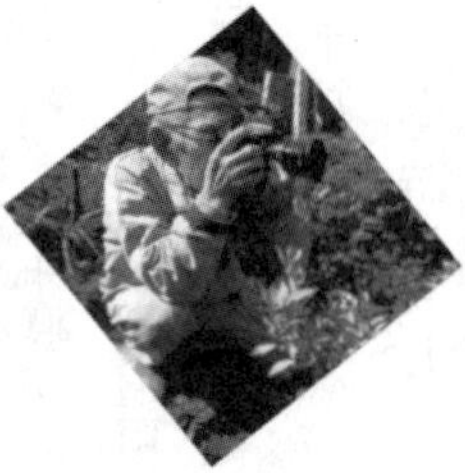
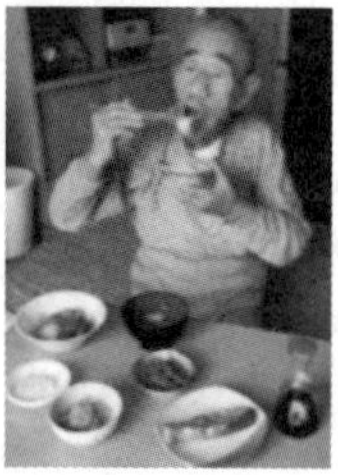

意識や反応が乏しい方への胃瘻造設には様々な意見がありますが、経腸栄養を選択し、結果的に期待以上の成果になりました。ご家族の「力」が大部分で経腸栄養の「手柄」ではありませんが、回復へのきっかけになったのではと思いたい経験症例でした。

当院のNSTメンバー：坂野 亮子、斉藤 理恵、山中 博貴、赤平 祐一、高坂 久美子、竹内 理絵、川村 順子、村田 彩、伊藤 由紀子、蛯名 抄織、本間 裕子、佐藤 孝男、挽野 治子、山崎 徳和、小林 寿久、宮手 浩樹、髙金 明典

患者・家族の目標である自宅への退院を支援した胃瘻栄養

渡邉 なつき
カレスサッポロ北光記念病院　看護師

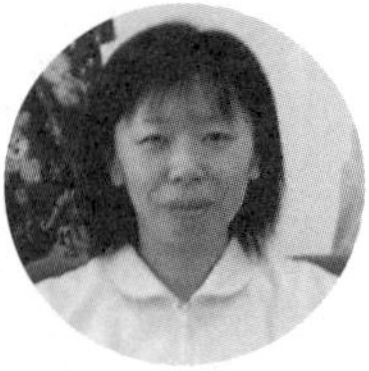

NST、栄養サポートと出会ってもうすぐ10年。色々な患者さんとの出会いがあった。今でも、時々思い出し、私に元気と勇気をくれる、そんな患者さんを紹介する。私がNSTに関わって3年目の冬に出会った、80代後半の女性Mさん。陳旧性心筋梗塞、僧帽弁狭窄症、慢性腎不全がある患者さんであった。Mさんは、次女夫婦と孫の4人暮らし。Mさんの思いは、「長い間1日2食しか食べていなかったので、2食の生活スタイルを続けたい。自宅で過ごしたい」という希望があった。娘さん（次女）は、「寝たきりになっても自宅で介護をしたい」という希望だった。誤嚥性肺炎で入院したとき、主治医から胃瘻についての説明が行われた。脳梗塞の既往があり、高齢で

あること、ＡＤＬ*が低下していることから、いずれは胃瘻が必要になることが予測された。さらに、肺炎を繰り返していること、自宅で過ごすことを望んでいた本人と家族の思いが胃瘻造設を選択した。胃瘻造設後、栄養士と看護師が協力し合って、栄養投与時間に面会時間を合わせ、娘さんと一緒に栄養を何回か投与しながら、指導を行った。繰り返し実践したことで、「これで大丈夫。できそうです」と手技の獲得ができた。その後、本人と家族が望む自宅退院ができた。退院後も家族の熱心なサポートもあり、短期間でも自宅で過ごすために、症状が悪化したら入院し、改善したら退院を3回繰り返した。しかし、Ｍさんは胃瘻造設156日目に亡くなった。

後日、娘さんに胃瘻を造ってどうだったか、どう思ったかを聞く機会があり話をした。「胃瘻という言葉は聞いたことがあった。知り合いに胃瘻を造り元気な方を知っていたので、抵抗はなかった。胃瘻を造っていなかったら、死期が早まったのではないかと思っている。介護は大変だったが、栄養を注入することで母の栄養になっていると思うことが支えになった。それが介護をしたという実感になっている。胃瘻のおかげで、孫と単身赴任の夫が帰省し、家族全員で過ごすことができた。母を介護したことが、私の人生の財産となり大変感謝している」と、その声からは、達成感と充実感が伝わってきた。

私は、このMさんとの出会いを通し、栄養の大事さ、時には家族が決定することがあるかもしれないが、意思決定がその後の結果に大きく影響することを学んだ。ついつい投与方法にだけ目がいきがちであるが、栄養管理が必要か否かを考える。それから、投与方法を考える。このケースは栄養管理が必要であった。そして、自宅で過ごしたい、自宅で介護したい患者、家族の思いを傾聴した。胃瘻という方法が患者にとって最良か、家族にも支援ができるかの情報を共有できたことが、意思決定への支援に繋がったと思う。NSTが患者・家族のドラマに関わった1例であった。心からMさんと家族との出会いに感謝し、時々心のアルバムを開ける。そこには、Mさんと家族からいただいたプレゼントがいつまでも輝いている。

＊ADL：activity of daily living 日常生活動作。食事、更衣、排泄、入浴、移動など、生活を営む上で不可欠な基本的生活動作

外傷性膵炎、腹腔内感染、肝機能障害に対し経腸栄養により救命できた症例

和歌山県立医科大学第2外科　医師
瀧藤　克也

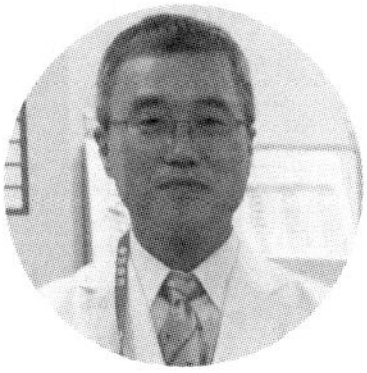

症例は60歳の男性、1997年2月2日船舶事故での開放性骨折により出血性ショックとなりICUに入室していた。骨折の観血的整復術後に肝機能が悪化し、2月20日になり腹部CTにて膵周囲にlow density areaを認め、膵周囲膿瘍が疑われ、絶食による保存的治療が継続されたが、症状は軽快しなかった。膵周囲膿瘍の治療のため当科を紹介された。感染症も併発していたので、脂肪乳剤は投与されず、糖とアミノ酸を主体とした高カロリー輸液が施行されていた。黄疸が強く、肝不全（肝性昏睡Ⅱ度）を招来し、血漿交換を既に4回施行されていた。重症感染症と糖アミノ酸を主体

とした長期間の高カロリー輸液による胆汁うっ滞性肝障害と判断した。

外傷、重症感染症、多臓器不全などでは、可能な限り経腸栄養を選択しなければならないことは周知の事実である。経腸栄養の最大のメリットは、腸管のバリア機能を保ち、消化管の機能および構造を維持し、腸管関連リンパ組織を保ち、免疫能を賦活できることである。また、消化器血流を増加させることにより門脈血流も保たれる。本症例では肝不全に外傷性膵炎、膵周囲膿瘍を合併していた。膵周囲膿瘍ドレナージを行うと同時に、思い切ってTPNカテーテルを抜去し、消化機能を考慮してBCAA*強化成分栄養剤ヘパンED®による経腸栄養を開始した。脂肪の投与も必要と考えた。当時、脂肪乳剤の研究を行っている時に、ミセル化した脂肪（脂肪乳剤の経腸投与）は通常の食事摂取された脂肪よりはるかに吸収が速いことがわかっていた。しかも、胆汁酸などが減少している黄疸時にも有効である。そこで、脂肪乳剤を経腸栄養チューブより経腸投与することにした（本来の投与方法ではありませんし、脂肪乳剤はまずく決して飲めるようなものでもありません）。総投与カロリーは外傷や重症感染症では通常総投与量は増加するが、肝不全状態であるため血糖が急上昇し、インスリンを大量に投与する必要がないように、当初は1120キロカロリー（脂肪500キ

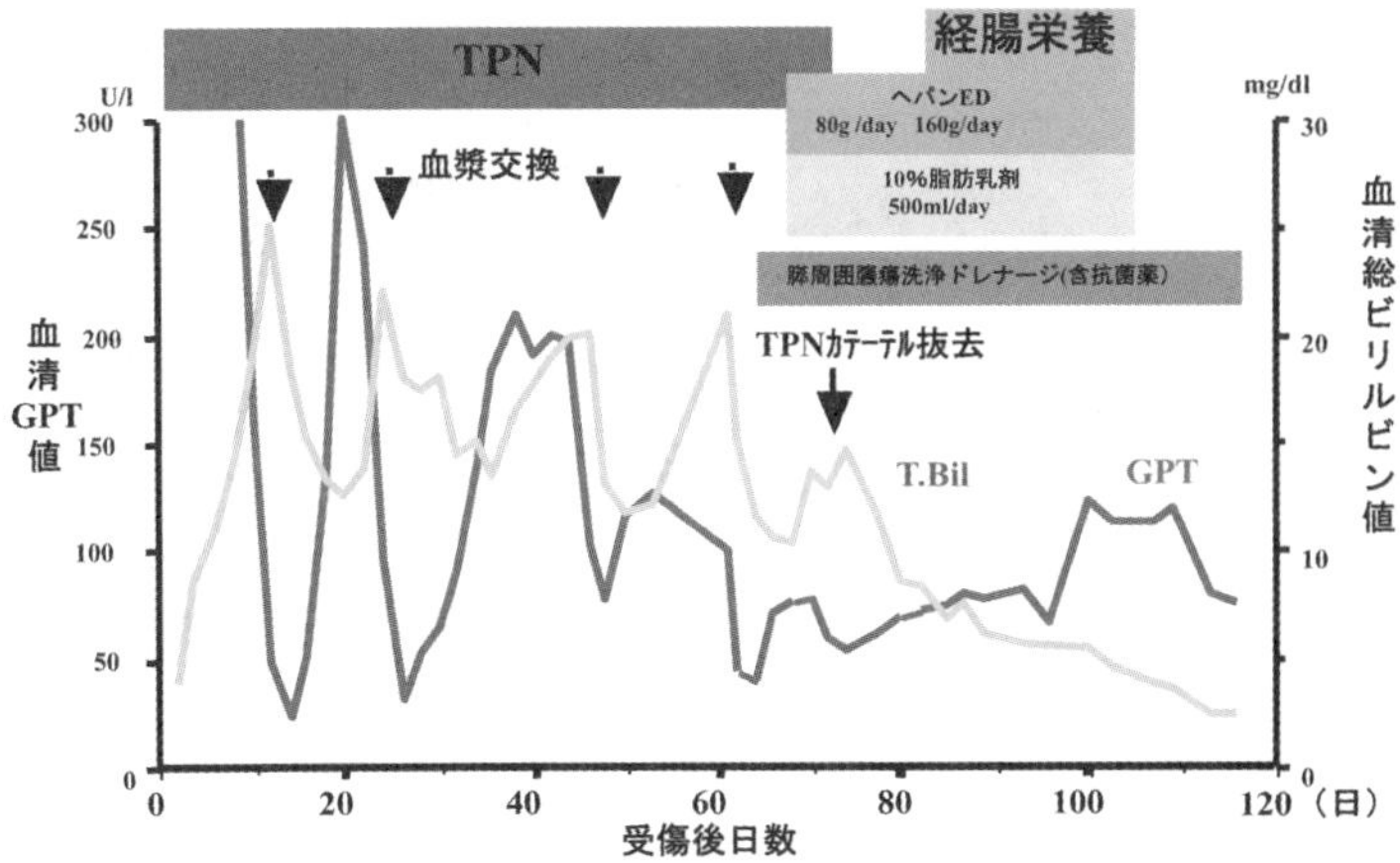

図1. 肝不全に対する経腸栄養の効果

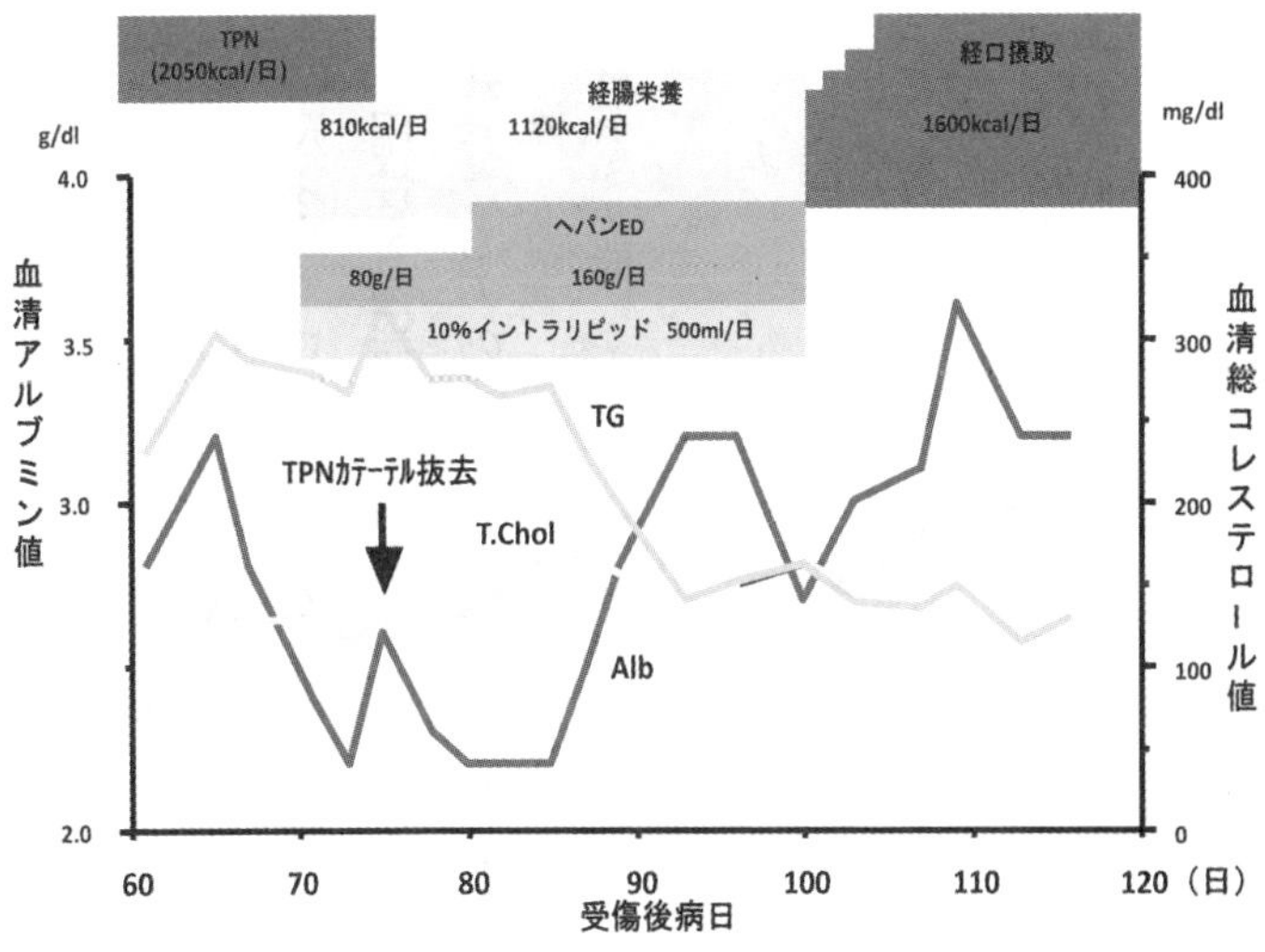

図2.肝不全に対する経腸栄養の効果

ロカロリー）と低めに設定した。それでも肝機能、血清アルブミンは速やかに回復した（図1、2）。

当時、血漿交換を繰り返し行わなければならない症例の救命率はほとんどないと思われていた。糖主体の2050キロカロリーに及ぶ高カロリー輸液を長期間続けることの弊害、外傷、重症感染症時の経腸栄養の有用性を担当したスタッフ全員が体験した1例であった（本症例は四肢の機能障害は残ったものの元気に退院されました）。

＊BCAA：branched chain amino acid 分岐鎖アミノ酸

難治性の肺炎が治ってしまった経鼻栄養の一例

粟井　一哉
粟井内科医院　医師

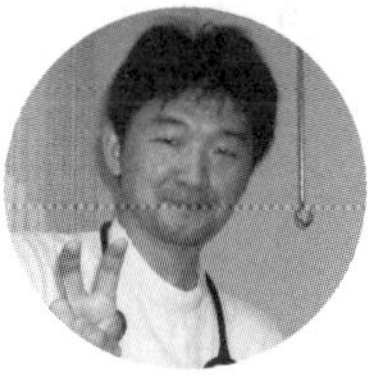

症例は70代男性。脊椎の圧迫骨折を契機にADLが一気に低下。リハビリのための入院先で肺炎を起こした。誤嚥性肺炎？ということで、絶食・抗菌剤投与となった。CVラインがとられ、高カロリー輸液が開始され、第三世代セフェム系抗菌剤は効果なく、第四世代セフェムまで投入してやっと改善したらしい。しかし抗菌剤を止めた1週間後、再び高熱が出現、肺炎の再燃と診断され、再び同じ抗菌剤が再開となった。しかし熱は下がらず、お手上げ！ということで当方へ紹介となったのであった。

高域抗菌剤が効果を示さない重症感染性肺炎か、と色めき立って診てみると、呼吸状態を含めバイタルサインは落ち着いている。胸部X線写真やCTを見ると、確かに肺炎はあるけど大したことはない。血液検査では白血球数は1万を超え、CRPも二桁であり、炎症反応はそれなりにある。そして、本人は完全寝たきり。コミュニケーションもままならず、るい痩と栄養障害は顕著であった。これは感染症以外の要因が強いと判断。転院当日に透視下で経鼻栄養カテーテルを小腸へ留置し、同日より普通に経腸栄養を開始、抗菌剤は全て中止した。末梢ルートの確保と経腸栄養の順調な滑り出しを確認し、翌日にCVラインは抜去した。その結果、発熱は3日で消失。炎症反応も自然と沈静化し、肺炎像も改善した。入院翌日からリハビリテーションも開始し、嚥下機能の評価も行った。その結果、入院2週間目に開始した経口摂取が軌道に乗り、自力摂取可能となった3週間目に経鼻栄養カテーテルを抜去した。最後は歩行可能となって軽快退院したのであった。

果たして発熱は、誤嚥性肺炎?·唾液誤嚥?·薬剤性肺炎(薬剤熱)?·CRBSI*?…。学会や研究会で発表しても、先輩医師たちが信じてくれない、理解してくれないこんな症例、当時は結構よくあった。抗菌剤はなんぼでも湯水のように投与、栄養はおざなりというガラパゴス感染症治療は実はまだまだ跋扈している。その症例に最も大切なことは何かを考える、先手必勝の医療。これで患者さんが良くなるのは、無上の喜びです。

＊ＣＲＢＳＩ：catheter-related bloodstream infection 血管内留置カテーテル関連血流感染症

頸髄損傷による腸管麻痺で諦めかけた経腸栄養が可能になるまで

田中 佳那子
福井県立病院栄養管理室　管理栄養士

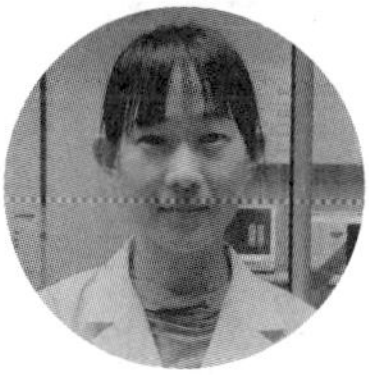

患者さんは、60代男性。交通事故による多発外傷で、頸髄（Ｃ2〜Ｃ5）を損傷し、当院に救急搬送されました。呼吸障害のために気管内挿管されて人工呼吸管理、また嚥下機能も障害を受けました。入院2日目には経鼻胃管（ＮＧＴ）が挿入され、20㎖／時のごく低速で少量の栄養剤が投与されましたが、胃腸が全く動かず腹部は膨満し、

その後嘔吐され、中止。中心静脈への輸液が開始されました。ＮＳＴより、腸管運動賦活剤の使用や適切な栄養輸液組成を提案し、入院10日目に再度ＮＧＴから栄養剤投与を試みましたが、10㎖／時の低速投与でも胃内停滞による嘔吐があり、数回試みても結果は同じでした。腹部レントゲン検査で上部～下部消化管の拡張と大量のガスが慢性的にあったため、経腸投与は諦めて静脈栄養だけで管理されることになりました。一方で患者さんの意識は徐々に改善して意思疎通もある程度可能になりましたが、顔色は青白く表情に乏しく、いつも一点を見つめている状態でした。主治医からは、「生涯にわたり人工呼吸器管理が必要。嚥下障害に加えて腸管麻痺があり、腸からの栄養摂取は困難。点滴で生命を維持できるのは長くても3カ月でしょう」と厳しい説明があり、輸液も６００キロカロリー程度に絞って管理されていました。しかし、ご家族は積極的な治療を希望され、ご本人の意識状態も日々改善されていたためＴＰＮの増量を提言し、必要量（１４００キロカロリー）程度まで増量された時点で一旦介入を終了しました。

その後もＮＧＴから整腸剤と腸管作用薬の投与は続けられ、３週目に初めて排便があり、良好な腸蠕動音聴取とレントゲンでも腸管ガスの改善を認めました。そこで半消化態栄養剤が再開されましたが、投与速度が速かった（150㎖／時）ためか、投与後にやはり腹部膨満が出現したため、NSTに再依頼されました。投与速度を30㎖／時に落として開始し、以後、消化管の状態を見ながらきわめてゆっくりと増速・増量して、3週間後には900キロカロリーに到達しました。しかし100㎖／時以上に増速すると、胃内で停滞して胃食道逆流のリスクが高くなり、またリハビリ時間を確保したかったので、それ以上の増量は困難だったため、不足分は静脈栄養を併用して栄養状態が悪化しないよう努めました。長期的な栄養管理のためにPEG造設をお勧めしたところ、自宅療養を目指していたご本人とご家族は直ちに同意され、造設しました。その後は消化器症状もなく平常時の栄養必要量1400キロカロリーまで順調に栄養剤を増量できました。次第に皮膚の張りや顔色も良くなり、話しかけると微笑んで答えてくださるようになりました。現在は自宅療養に向けて、リハビリに積極的に取り組んでおられます。

脊髄損傷に伴う摂食嚥下障害と腸管麻痺のため一旦は経腸栄養を諦めて、いわば看取りに近い量の輸液で管理されていた患者さんでしたが、ご本人とご家族の「よくなりたい」という強い気持ちに、私たち医療従事者が逆に励まされ、後押しされたように思います。NST介入を終了する際の回診時のキラキラした目が、強く印象に残っています。

栄養管理の推進に一役買ってくれたimmunonutrition効果第1号

矢吹 浩子
明和病院　看護師

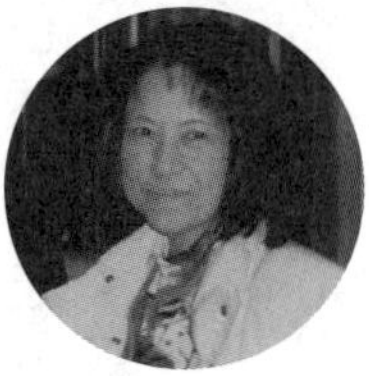

今から9年前の2005年、まだ栄養管理実施加算が新設される前で、日本中の病院NSTが栄養管理の啓発に奮闘していた頃、当時師長として勤務していたH大学病院NSTも同じように栄養管理の推進にジレンマを感じていました。2005年はimmunonutritionが普及し始めた頃ですが、「免疫栄養」という言葉に医師は民間療法的イメージを持ち、いまひとつ受け入れが良くありませんでした。そんな時に、師

長として担当していた病棟で、幸いにもimmunonutritionによる栄養管理の効果をアピールするのに実に（不謹慎にも）有難い症例Sさんに出会いました。

病名は胃限局型若年性ポリポーシス。年齢は35歳。低蛋白血症とポリープからの出血による貧血が悪化し、緊急手術（胃全摘術、回結腸再建術）を行いましたが、その後、縫合不全。巨大膿胸を形成し胸腔ドレーンが両側に計４本留置され、完全臥床状態が続きました。アルブミン値は1・3まで低下。主治医も看護師も救命できないのではないかと考えていました。

ＮＳＴの活動成果を示すことができる症例との遭遇にアンテナを張っていた私は、この症例に直感でチャンスを感じ、主治医に「このアルブミン値じゃ助からない。先生、ＮＳＴに相談しましょう」と誘導しました。

術後21日目、ＮＳＴ介入時の％理想体重61・9、ＢＭＩは13・6、アルブミン1・4、総リンパ球数は２６６。ＮＳＴ回診では、完全経腸栄養で管理し、侵襲期であるためimmunonutritionとしてインパクト®を投与、組織修復促進の目的で高亜鉛の経腸栄養剤も一部併用する設計で栄養管理計画を立てました。

その後、ゆっくりとアルブミン値をはじめ炎症データも改善、術後48日目に胸腔ドレーン４本目（最後の1本）を抜去しました。術前を含めて非常に長い期間の臥床だったため、かなりの筋力低下を予想していましたが、主治医も驚く予想以上の速さで活動範囲は拡大していきました。院内でimmunonutritionの効果第1号となり、おかげで最初の目論見どおり主治医から「ＮＳＴってすごい」の言葉を引き出し、以後、その主治医は自らの意思でＮＳＴ医師となり今も活躍しています。

さて、術後約2カ月の59日目の朝、出勤してナースステーションに向かって病棟の廊下を歩いていると、Sさんの病室の前に背の高い女性が立っていました。「まさかSさん？」と声をかけて笑顔を返され、初めてSさんが背の高い方だったということに気付いたわけです。その時アルブミンは３・０まで上昇していました。

この症例を、栄養療法の効果を実感させることができＮＳＴの活動もアピールできる良い症例として、院内ＮＳＴ勉強会や兵庫県看護協会の講義など院外でも紹介しました。

Immunonutritionの効果はもちろんあったと思います。しかし、劇的に回復したのは手術による蛋白漏出が止まったからということも大きな要因でした。イケナイ私は、実はそれを講義ではあまり説明せず、ひたすら「栄養管理ってこんなにすごいのよ」

と熱弁しました。

あの朝、廊下に立っていたSさんの顔と姿は今でも心に残っています。病室前に立っていた感動と、心がチクリと痛む講義症例として、忘れられない患者さんです。

ええメロン

山中 英治
若草第一病院外科　医師

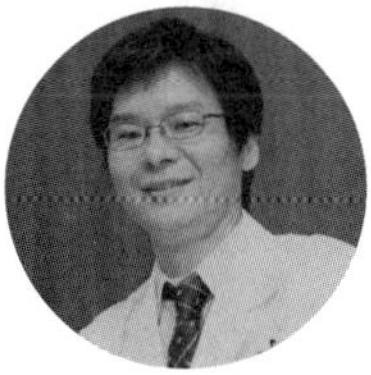

「なんか、ええ匂いしますね」
回診で個室に入ると、思わず口に出た。
「メロンが好きやったさかい、買うてきたら、よう食べますねん」
「食べられるようになったんや、良かったねえ」

にやりと笑うご主人。口角から少し、芳醇な果汁がこぼれる。

「昔からええメロンしか食べませんねん」

と、ご主人にもよく聴こえるように言う奥さん。

「ほんまや、桐の箱に入ってるのですやん」

ご主人、再び、にやける。

骨折の手術をした病院で、術後に弱ってしまい、肺炎にもなって絶食になった。点滴でしばらく入院していたが、さらに痩せて意識も清明でなくなった。主治医からは寿命と言われ、在宅での看取りを勧められ退院した。

訪問診療のかかりつけ医から、「入院前は畑仕事もしておられたし、しっかりした人だったので、他に病気もないし、寿命というには、ちょっとまだどうかなと思いまして」と相談を受けた。確かにファックスで送られてきた血液検査結果を見ても、低蛋白血症以外にとくに悪いデータはない。「単に栄養不良で衰弱されているだけかもしれませんので、ご家族が同意されるようなら経腸栄養で栄養サポートをしてみましょうか」とお答えした。

奥さんはご主人が入院していた病院で、鼻からチューブを入れられている患者さんを見ておられて、「苦しそう、交換のたびにかわいそう」と思っていたとのことで、胃瘻造設を希望された。もともと消化器に異常はないので順調に経腸栄養をアップしていくと、2~3週間で意識もはっきりしてきて、意思疎通ができるようになった。栄養サポートを続けながら、言語聴覚士に嚥下評価や嚥下訓練をしてもらい、ベッドサイドでの理学療法も行い、車椅子で散歩もできるまで回復した。

そして今日の「ええメロン」である。翌日には「ええアイスクリーム」も食べられた。マスクメロンもバニラアイスも良い香りがする。生気がよみがえるためには、やはり嗅覚と味覚に訴えるのが一番なのかもしれない。

「入院の際には意識もない状態でしたのに、胃瘻栄養ですっかり元気になり、無事退院させて頂きました。退院後に自宅に戻りましてから、めきめきと元気を取り戻しまして、食事もしっかりと摂れるようになり、頭もはっきり致しまして、家族は大層嬉しく思っております。そして早や今週には、胃瘻を抜いて頂く予定でございます。先生には御礼の申し上げようがございません。先生に御救い頂いた命でございます。あとは天より与えられた寿命を全うできるように過ごさせて頂きます。どうぞ先生もお身体にお気をつけ下さいまして、お元気にお過ごし下さい」

丁寧なお手紙を頂戴した。
でも、ご主人の命を救ったのは僕じゃなくて「ええメロン」ですよ、奥さん。

第2章

食べたい！

「食べたい」「食べる喜び」をキーワードに、食べることにこだわり抜いた患者さんにまつわる作品を選びました。

食べたい

西口 幸雄
大阪市立総合医療センター消化器センター　医師

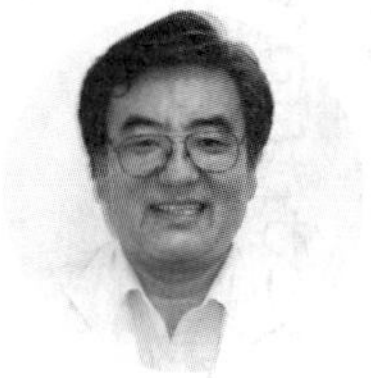

5年前に経験した患者さんですが、人間は最後にもう一度「食べたい」と思うのだ、と考えさせられたので思い出すままに綴ってみます。
80歳の男性で、もともと中学校の校長先生でした。入院の10年前に岐阜の病院で肺がんを発見されました。第Ⅳ期で抗がん剤治療を受けました。よく効いて外来での経過観察となっていました。入院の8年前に全身骨転移のある前立腺がんが発見され、化学療法を行っていました。さらに入院の3カ月前に骨盤内リンパ節転移、骨転移の増大にて放射線療法をしていました。また、腫瘍マーカーの異常を指摘され、精査したところ、横行結腸に出血を伴うがんが発見され、その閉塞、出血の防止のため手術目

的で当院に転院されてきました。

手術を腹腔鏡で行いました。うまくいきましたが、4日目に呼吸状態の悪化と腹膜炎症状にて再手術、人工肛門を造りました。状態が良くないのでICUに入室。呼吸器の装着や人工透析も行いました。約半年ICUに入室していました。懸命の治療で呼吸器や透析からは解放され、意識状態は回復しました。誤嚥性肺炎は良くならず、胃瘻からの注入で安定していました。

その頃、肝転移、肺転移が見つかりました。前立腺がんからか、肺がんからか、大腸がんからか、わかりません。余命約3カ月となりました。本人は気管切開していますが意識がありますので、胃瘻からの栄養剤の注入で落ち着いており、今後のことをお話ししました。もと校長先生ですので威厳もあり、すべてをお話ししました。予後が短いことも。

すると、筆談で「最後にもう一度食べたい」とのことでした。なにか好物があったのでしょう。「それを叶えようとすると、一生声が出なくなりますよ」とお話ししましたが、「それでも食べたい」と。気管切開していても誤嚥します。食べられるようになるには喉頭分離手術が必要になります。耳鼻科の先生にお話しし、喉頭全摘（喉頭分離より楽だとのこと）をしてもらいました。うまくいきました。希望通り、水分や栄養剤は飲めるようになりましたが、固形物は筋肉が弱りきっているためか食べられませんでした。しかし、ご本人は水分でも摂れるようになったので十分満足そうな笑顔でした。久しぶりに見た笑顔は忘れられません。その後はできるだけご自宅で過ごしたいと、退院されました。少しして亡くなられたようです。

誤嚥はなかなか良くなりません。消耗しきっていては余計に治りません。こうなる前に手を打って、嚥下訓練をしなければいけません。また、喉頭分離手術をしても十分には元通りに食べられない人も多いでしょう。しかし、ご本人は満足そうでした。

人生最後には、やはりもう一度食べたいんだな、と思わせられた、貴重な校長先生でした。

仁淀川のあめご

中西　花
社会医療法人近森会 近森病院
栄養サポートセンター　管理栄養士

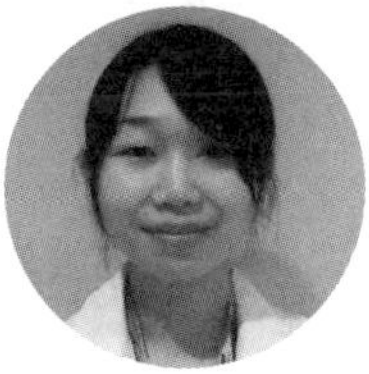

彼女と会ったのは管理栄養士となった3年目の6月だった。病室に入ると70代の少し痩せた女性がベッドに座っていた。最初は警戒したような表情だった彼女も、次第に表情が和らいできた。「ここ1カ月食事がのどにつかえて食べられなかった」。彼女は肺がんだった。がんによって食道が圧迫され、食べ物が通らなくなっていた。今回は化学療法のため入院となり、入院後経腸栄養が始まった。

「普段は妹と川に鮎を釣りに行くの。今はあめごの時期だけど。釣竿は妹のほうが安いのに全然獲れる量が違うの。釣りは釣竿じゃなくて腕ね」

入院期間も2週間ほどたった6月半ば、彼女は楽しそうに話してくれた。彼女の家は高知県の仁淀川の上流にあるらしい。「あまご？あめごですか？」栄養士なのにあめごがどんな川魚がわからず、私はその名前を何度も聞き返した。

「これ食べて」。その数日後、渡されたのは袋いっぱいのあめごの干物だった。もらったあめごはすごくおいしくて、次の日お礼を言うと彼女は得意気に笑った。何かおいしいものでお返ししたいと思い、京都出身の私は「今度私の地元のおいしいものを」と言いかけて言葉を飲んだ。

「昨日アイス1個食べたよ」。七夕を過ぎた頃だった。「味はどうでしたか？」と聞くと「味わう暇なんてなかった」と彼女は笑いながら言った。その後食事が摂れるよう食道にステントが入れられた。経腸栄養は中止となり、水を飲む許可が出た。飲んだ水はほんの少しだったけど、その場にいた誰もがその瞬間安堵の息をついた。

翌日より流動食が始まった。重湯はおいしくなかったと話す彼女だったが、その表情は笑顔だった。その後食事の内容もお粥まで上がっていったけれど、飲み込みづらさはまだあり、食べる量は少なかった。経腸栄養で少しぽっちゃりとした顔は、また痩せてきているように見えた。

その頃、地元に帰る機会があり、何か食べたいものがないか、彼女に聞くと「大根の漬物の…」と。京都の大根の漬物と言えば千枚漬物かなと思い、漬物屋さんに行った私は何種類もの漬物の前を何往復もしていた。悩んだ挙げ句買った漬物を彼女に渡すと、驚いた表情を見せた後、にっこり笑ってくれた。

食事が開始となった1週間後くらいから何回か嘔吐があった。退院の話も出てきた頃だった。食道の中を調べてみると、入れたステントに大量に食べ物のカスがひっかかっていた。その映像は今でも私の脳裏に焼き付いている。それでもなんとかカスを取り除きその日に退院となった。

後で聞いた話だが、8月下旬、彼女は自宅で息を引き取ったという。彼女は最後に何を食べたのだろう。こんなにも食べることの尊さを感じたのはこの時が初めてだった。私自身も毎日手探りだった。でも、治療の副作用や食べる辛さを抱えながらも、いつも気丈に振る舞っていた彼女に私自身が励まされていたように思う。

彼女にもらった残りのあめごは食べることができず、まだ冷凍庫にひっそりと横たわっている。

花農家のFさんとおはぎ

栗山赤十字病院医療技術部栄養課　管理栄養士
真井　睦子

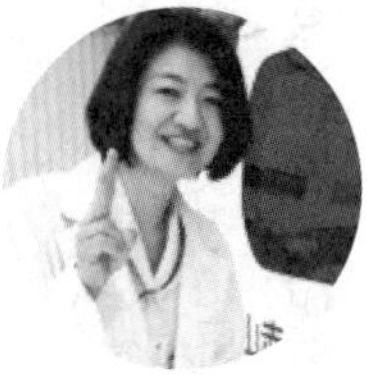

先日、Fさんは N病院で胃瘻造設を行って自宅に戻ってきた。私はFさんの訪問栄養食事指導を行うことになり、自動車でFさん宅に向かっていた。Fさんは花農家を営んでおり、現在は息子夫婦が家業を継いでいる。二世帯住宅でFさんは夫人と一緒に住んでいた。Fさん宅に着いたら、夫人が明るく出迎えてくれた。「あら真井さん、またよろしくね～」Fさんは多系統萎縮症だった。胃瘻造設前から嚥下食指導で訪問に入っていた。

今回、胃瘻造設後、無事に自宅に戻られて、私はとても安心していた。在宅での経口摂取はだんだん限界になってきていて、体重減少もあり、大変だったからだ。「胃瘻となれば口から楽しみの食事ができる。無理に必要栄養量や水分量を経口摂取しなくていいんだ」そう思っていた。

Ｆさんの家には訪問看護師とケアマネジャーが既に来ていた。ケアマネジャーから半固形化栄養の固さにバラつきがあり、大変らしい、ということも聞いていたので、半消化態栄養剤を固めるゲル化剤を持って行った。訪問看護師は、「真井さん、医薬品栄養剤の半固形化が、奥さん上手くいかないみたい」と言った。夫人と訪問看護師の話では、半固形化栄養剤が固くなり、注射器での注入が厳しいようであった。当院で活用している、半消化態栄養剤を固めるゲル化剤を使用してはどうだろうか、と提案してみた。

当院では病院に各メーカーから販売されている栄養剤をほぼ卸値に近い価格で購入可能なシステムをとっている。早速、私が持って行った半固形化ゲル化剤を使って作ってみた。Ｆさんの夫人は、「とても楽だし、固さがやわらかくて入れやすい！」と喜んでくれた。早速、今後購入して活用することになった。

お楽しみの経口食は、「何食べたい？」とまずはＦさんに聞いてみた。Ｆさんは小さな声で何かを呟いた。「お父さん！もう少し大きな声で！何食べたいの？」横にいた夫人が大きな声でFさんに言った。

私は耳を近づけた。「お…は…ぎ…」と聞こえた。皆で「あ～っ！おはぎね！」と叫んだ。夫人に「あんこ」があるかと聞くと、仏間に上がっていたまんじゅうを持ってきた。「じゃあ、まんじゅうを食べやすいおはぎにしよう！」と私が言った。夫人に冷ごはんを用意してもらい、水と塩を少し入れてレンジでチンして潰し、まんじゅうのあんを取り出し、とろみ剤で加工して、潰したごはんを丸めた上にあんこをのせて小さなおはぎにした。

Fさんは大喜び。小さなおはぎを一口、二口と口に運んで美味しそうにムセることなく上手に食べた。夫人も「いや～たまげた。お父さん、良かったね。作り方ちゃんと栄養士さんに聞いておくからね」と嬉しそう。さあさあ、またまたFさんとの訪問による長いお付き合いが始まるね。安全に食べるお楽しみの嚥下食、そして胃瘻栄養の評価、一緒に頑張ろう。

そしてFさんは約1年半の在宅生活を送られ、他界された。お彼岸になると思い出すあの時のおはぎ。私は時々、Fさんの夫人に会いに行き、Fさんが作った種で咲いた花をもらっている。

夫婦で食べる喜びを再び…お饅頭

富田 真佐子
四国大学看護学部　看護師

佐藤さん（仮名）は70代の男性、夫婦二人暮らしで自営業を営んでいらっしゃいました。誤嚥性肺炎にて緊急入院した時は意識レベルも低下し、重篤な状況でしたが、治療により回復に向かわれました。入院時、アルブミン2・3g／dℓ、ＢＭＩ14・8の低栄養状態で嚥下困難もあったため胃瘻が造設されました。全身状態は安定してきましたが、誤嚥性肺炎再発の恐れがあり、禁食のまま退院となりました。

佐藤さんご夫婦は幼馴染でもあり、とても仲が良く、ちょっと頑固な佐藤さんを奥さんがとてもよく介護されていました。私は訪問看護師としてご自宅に伺わせていただいておりましたが、胃瘻は奥さんが管理され、栄養剤の投与も胃瘻周囲のケアも問題なく経過しました。経腸栄養により栄養状態が良くなりアルブミン値が4・0を超え、端座位の時間も増えていきました。病院では目をつむって、しかめっ面をしたまま、ただじっと横になっていることが多かった佐藤さんですが、ご自宅に帰ると奥さんの介助で座位から立ち上がることもできました。

生活が日に日に拡大していった佐藤さんでしたが、食事だけは医師の指示通りそのまま禁食を続けていました。経腸栄養によって体力がついてきたある日、和菓子が食べたいと言われます。佐藤さんは大の甘党で、お饅頭をどうしても食べたいということでした。医師と相談の上、嚥下訓練を始めてからにしてはどうかと提案しましたが、「食べられる」と言い張ります。そこで念のため簡易吸引器を横に置いて、ほんの少し試してみることになりました。奥さんは不安がっていましたが、「看護師さんがついていてくれるなら」とお饅頭をひとかけ口に含み、ゆっくりと嚥下されました。その時の佐藤さんの嬉しそうな笑顔！得意気な満足顔！そして何より喜んだのは奥さんでした。何度も「おいしい？」とたずね、佐藤さんの嬉しそうな顔を覗き込んでいらっしゃいました。「もう一緒には食べられないのだ」と思われていたそうです。ちょっと体格の良い奥さんは、「一人で食事をするのが寂しいし申し訳なくて」と涙目で語られました。食事は、単に食欲を満たすだけのものではありません。生きる喜びであり

「元気になった」ということの証です。子どもの頃から一緒に生きてきた佐藤さんご夫婦は、「共に食べる」というごく普通の小さな幸せの毎日を取り戻したのです。

それからも佐藤さんは、好きなものだけ食べながら経腸栄養を続けました。栄養状態も正常範囲内になり、ADLも室内歩行が可能なまでに回復されました。車椅子でデイサービスにも出かけられ、夫婦での散歩も日課です。胃瘻ボタンですから、外見を気にすることもありません。散歩の帰りには馴染みの和菓子屋さんでお饅頭を買って帰ります。佐藤さんは偏食があり、水分摂取も十分ではなかったので、その後も経腸栄養で補いながら栄養の偏りを心配せず、好きなものだけを食べ、誤嚥を起こすことなく在宅での生活を続けられました。

もう一度口から食べたい

宮崎江南病院附属介護老人保健施設　管理栄養士
吉田 祥子

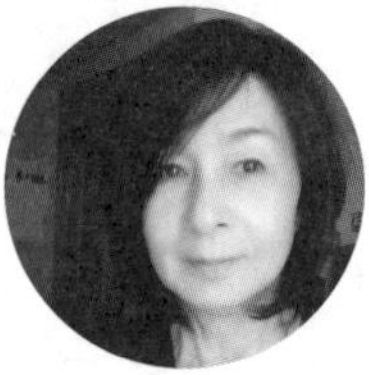

今から12年前のことです。私が病院勤務の管理栄養士としてＮＳＴで初めて関わったAさんは63歳の男性で、脳梗塞後遺症による右片麻痺と嚥下障害がありました。入院中に誤嚥性肺炎を繰り返していたため胃瘻を造設して経腸栄養管理となり、その後退院されました。在宅では週1回の訪問看護を利用され、またリハビリ目的で週2回の通院も行っています。退院して半年が経過した頃から、本人が「口から食べたい」との意思表示をされるようになったため、訪問看護師の介助でゼリーの摂取訓練が始められ、1カ月後には30分かけてゼリー1個を摂取するようになっていました。そのような中、訪問看護ステーションから経口摂取移行目的でのＮＳＴ介入依頼が提出さ

れ、我々NSTチームはAさんの「もう一度口から食べたい」という強い希望を叶えるため、看護師、栄養士、リハビリスタッフ、医師等の連携のもとサポートを開始しました。

介入と同時に言語聴覚士による摂食嚥下訓練を開始することとして、週2回のリハビリ通院時に嚥下訓練食を提供し、段階的にアップしていきました。また、管理栄養士は在宅訪問して奥様と一緒にミンチ食やゼラチンを使った料理の調理実習を行い、1カ月後には、朝食のみ経口摂取に移行できました。しかし、次第に主介護者である奥様が疲れを訴えられるようになったため、負担軽減の方法としてレトルトのブレンダー食を紹介するなどの支援を行い、3カ月後には3食すべて経口摂取可能となり、5カ月後には胃瘻を抜去して完全に経口食に移行することができました。並行して週2回のリハビリ通院時に、理学療法士は自力歩行獲得のための訓練を、作業療法士は自分の手で食べるための上肢機能訓練を、継続して行った結果、握力は2倍になり、AC*、TSF*の増加も見られるようになり、当初、車椅子で通院していたAさんは介助歩行が可能なレベルにまで至りました。このような成果は、管理栄養士と医師、看護師だけのチームでは決して成し得ることはできなかったことであり、言語聴覚士や理学療法士、作業療法士らの関わりは極めて大きな推進力となったことを痛感した症例でもありました。

「一生口から食べることができないとあきらめていたので、涙が出るほど嬉しい」との奥様の言葉に、「食べることで元気になっていく」というNST本来の目的に一歩近づけたと実感できた素晴らしい経験でした。私たち栄養士は栄養学的知識やスキルの鍛錬だけでなく、全人的なアプローチを心がけることが求められており、「食べてもらえること」の重要性を改めて教えてくださったAさんや奥様に心から感謝します。私にとって初めてのNST症例としてAさんに関われたことは幸せなことであり、大きな財産となったことは言うまでもなく、心に残る忘れられない患者さんとなりました。

＊AC：arm circumference 上腕周囲長。エネルギー摂取量を反映し、体脂肪量と筋肉量の指標となる

＊TSF：triceps skinfold 上腕三頭筋部皮下脂肪厚。体脂肪（貯蔵脂肪量）の評価に用いる

最後まで口から食べたかったTさん

山本 純子
医療法人社団協友会 東大宮総合病院 管理栄養士

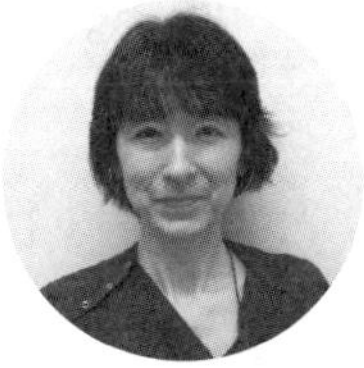

Tさん、89歳男性。足腰が丈夫なため、若い頃から活動的で、趣味も多かった。なかでも甘いものが好物で、食事は生活の中で大きな楽しみとなっていた。そんな生活が一変したのは、夜中の用足しで転倒し、1週間入院してからだった。その後自宅へ退院からわずか1カ月後、発熱し再入院。診断は誤嚥性肺炎であった。先の入院生活で、予想以上に体力が落ちていたのだ。「8020*で表彰されたんだ」と自慢の歯で食べていた大好きなあんパンや饅頭、トンカツなど、「食べる」喜びを突然奪われた。それからしばらくの絶食後、食事は刻みとろみ食が開始され、「なんでこんな刻んだととろとろばかりなんだ。普通のおかゆを出してくれ！」と訴えていたが、残念ながら刻

みとろみ食の変更は難しかった。不満ながらも食事は摂れていたが、入院中に身体の活動度が低下したことで、自宅退院は困難になり、退院先の介護老人保健施設へと退院して行った。そして数カ月後、発熱、誤嚥が疑われ再入院。この頃は痰の量もかなり多くなっていた。口から食べたいというTさんに嚥下訓練を開始したが、度々発熱した。そして嚥下造影検査を行った結果、明らかな誤嚥により、食事は禁止となった。「飴ならいいかな？」本人の意志とは裏腹に経腸栄養が始まった。鼻からの管が嫌で、何回かチューブを抜いていた。やむを得ず、自己抜去防止で拘束され、「いいからこれを外してくれ！」と頻りに怒っていた。発熱による体力消耗や安静も手伝い、この頃は活動度がさらに落ちて、車椅子中心の生活へと移行して行った。そして今後は経口摂取困難との診断で、迷った末に胃瘻造設となった。

経腸栄養は経過良好であったが、「あんこくらいは舐められる？」「金平糖はどう？」と食べることへの欲求は強まる一方だった。この頃になると、起立性低血圧で積極的なリハビリもできなくなっていた。さらに足腰がめっきり弱り、立つこともほとんどできなかった。体力は日々低下し、ついにTさんが再び地を踏むことはなかった。「ジャムをたっぷり塗ったパンが食べたい」それはTさんが私に残した最後の言葉だった。

「食べる」ことへのこだわりがこれほど強いTさんに、本人の意志に反した胃瘻造設は本当に正解だったのか…。無力感だけが残った。

Tさんに限らず、ほとんどの入院患者にとって「食べること」は闘病生活において大きな活力となる。さらに、QOLの向上に「食べる」ことへの欲求が強く高まるのを今回の症例において目の当たりにした。経腸栄養や胃瘻は延命治療において優れた技術であるが、それらは果たしてQOLの改善にどれだけ貢献できているだろうか。また、絶食期間の短縮などの検討を含め、技術が発展してもなお、「食べる」ことへの意志を尊重する方法を、私たちは模索していかなければならないと痛感した症例であった。

＊8020：80歳になっても20本以上自分の歯を保とうという運動

復活

徳永 圭子
(独)地域医療機能推進機構(JCHO)東京高輪病院
栄養管理室 管理栄養士

67歳、男性。Mさんは、BMI24・1とやや太り気味で、いつも食欲があり、今回も手術前はおいしいと病院食を食べてくれていた。

大動脈弁置換、僧房弁および三尖弁形成術を終え、徐々に体力を回復し、食事は数日で開始した。しかし、「おいしくない」「すすまない」など、食事量は減少していた。原因は、術後咳嗽を繰り返すことによる胸骨断裂の痛みと前縦隔内の感染。手術から約40日後に胸骨除去、排膿、縦隔洗浄ドレナージ手術を行い、除菌と前縦隔持続陰圧療法を行うため、集中治療室でセデーション下に置かれることになった。経鼻胃管で経腸栄養を開始し、必要栄養量は摂れて全身状態は安定していたが、菌はなくならない。食べることを楽しみにしていたMさんが、人工呼吸器、経鼻胃管、尿管、薬剤投与のための静脈ルートとポンプなど、多数の管につながれた。その状態のまま、およそ2カ月間に2回の縦隔廓清術を経て、菌は減少した。

感染徴候がなくなり、閉創し、いよいよセデーションを解除することになった。覚醒すると呼吸状態が悪くなるという状況が続く中、ベッド上のリハビリを開始した。脚の筋肉は萎え、手さえも力ない動きになっていた。話は少しできるようになったが、私のことを覚えていないのは残念だった。胸骨がなく、座位保持をして食べられるようになるのはいつ頃か、想像がつかなかった。

術後4カ月、Mさんは一般病棟のハイケアに移動した。端座位、有介助車椅子移動、立位での足踏みと、リハビリは本人のやる気とともに進み、病棟に上がってから1カ月後（術後5カ月）、創部の肉芽も上がり座位の身体バランスも良好になった。「食べたい」との発言があり、言語聴覚士が嚥下評価したが、機能低下は顕著で直接訓練を継続することになった。「痰が黄色いけど誤嚥かな」「ゼリーだめだった。くやしい。努力しないといけない」など摂食への関心と意欲は、歩行訓練などのリハビリにも表れた。

術後7カ月、自宅（集合住宅の4階）への退院を目標にリハビリを進め、階段昇降に取り組んだが、会話はできるにもかかわらず嚥下はゼリー摂取で停滞していた。1日1回の昼の嚥下訓練のため、経腸栄養は朝・夕で行うことにしたが、「体重が減ってる」と昼の経腸栄養投与を本人が希望するなど、自己管理ができるようになっていた。

術後8カ月、ゼリー食1日3回の摂取からミキサー粥、豆腐などに形態を上げ、咽頭に残ったものはかき出しながら、トライ&エラーで日々進歩。術後9カ月、食事で足りない分を経管栄養で補給するようにプランを変更。術後10カ月、ついに経鼻胃管を抜去し、食事に完全移行することができた。退院への不安はあるものの、日常動作の不自由なところを繰り返し訓練し、外泊訓練後、術後11カ月で自宅退院した。

たくさんの管につながれた姿からは想像できない復活劇を見せてくれたMさん。見守ることしかできないつらさと、良くなっていく姿を目にする喜びを経験させていただいた。

「た・べ・た・い・・・」

上田 貞子
医療法人社団協友会 東大宮総合病院 看護師

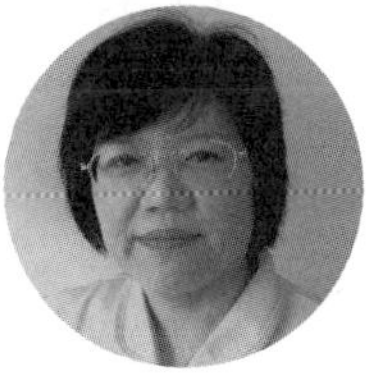

急性期病院では、経口摂取が困難になると、家族との相談でＰＥＧ（胃瘻）造設が行われているのではないだろうか。その準備をしておかないと次への転院が困難になるからである。

淳君は39歳、塾講師で、高齢の両親からは一人息子として期待されていた。それが突然、予期しない障害者となった。手術で意識は回復したが、右半身麻痺、失語症、嚥下障害、空間無視等の後遺症が残った。１カ月間の急性期での治療が終了し、脳出血による手術後リハビリテーション目的で、当院の回復期リハビリテーションへ転院となった。経口からの栄養管理は困難とのことで胃瘻が造設され、当院での栄養管理が依頼された。残念ながら言語聴覚士（ＳＴ）からは、誤嚥リスクが高く経口からの栄養管理は難しく、コミュニケーションも困難ではないかと評価された。各担当のリハビリプログラムとともに、胃瘻からの栄養管理が開始され、不思議そうな顔で栄養バッグを見つめていたのは印象的であった。

私は、脳外科病棟看護師として10年、回復期リハビリテーション看護師３年と、数多くの疾患・患者さんの「食事」と「歩行」「排泄」に対して常に意識して関わってきた。脳外科病棟開設と同時に医師から言われた、「すべての患者の疾患経過は教科書通りでない。残された機能をいかに見出していくかである」という言葉を忘れず看護してきた。その経験の中で、特に若い患者さんには「食べられない」「歩けない」と初めから評価するのではなく、リハビリテーションの経過状況を確認しながら進めることで「口から食べる。補助具を使用しながらでも歩く。排泄が自分でできる」等の、結果を見てきた。

大きな体で、大きな目は上目づかい、口は開いたまま涎《よだれ》が多く飲み込むのもなかなかできず、ティッシュペーパーで拭き取ってあげなければならなかった。しかし、淳君の若さで、このまま寝たきりで介護される状況になってはならないと考え、担当者のリハビリも強化され、車椅子への離床を勧め、声掛け、筆談等を積極的に始めた。失語症であったが、徐々に小声で「こ・こ・ど・こ」、「た・べ・た・い」、「コーラ・の・み・た・い」など発語が出始めた。涎も少なくなり、ごっくん指導も入るようになった。栄養課に相談し粥食を試したところ、むせこみもなく摂取でき、大好きなコーラを準備するとゆっくりストローで飲むことができるようになった。本人も「食べることも、飲むこともできる」と確信したと思う。ST担当者は、誤嚥リスクが高いからと経口からの摂取は進めなかったが、嚥下評価（VF）検査を実施し、飲み込みまで時間を要するが経口からの摂取は可能とのことで、やがて経腸栄養から移行することができ、リハビリテーションが継続できる施設へ転院することができた。

現在はNSTチームが介入して栄養管理が行われているが、当時は病棟看護師と栄養士との個別連携で患者さんの嗜好食品を知ることで、経口からの栄養が成功したケースであった。

口から食べることができ、言葉が出て、ADLの拡大で排泄も自立してくることの過程は、看護の成果として忘れることのできない時間である。

最期まで口から食べることを支える経腸栄養療法

―脳腫瘍終末期患者と家族とともに最善を考える―

川畑　亜加里

聖マリアンナ医科大学横浜市西部病院　看護師

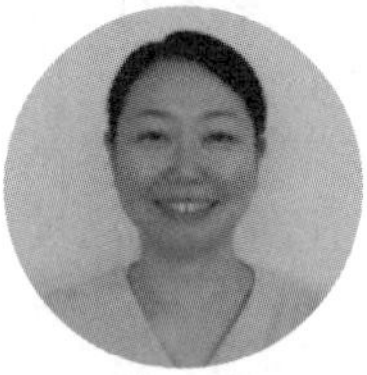

「歩けない。話しにくい」

患者さんは、ある日突然、全く歩けなくなった。毎日少しずつご自身でできることが減り、寝たきりで看護師による体位交換が必要になり、失語により意志を伝えることや食事も飲み込むことができなくなった。私は奥さんが毎日面会に来てベッドの横に静かに座っている姿を見て、奥さんはどう思っているのだろうと心配になった。

奥さんを別室に誘い出して声をかけると、「私としては苦しんでほしくない。苦しいことはしたくない」「もともと食べることが好きだったのに、糖尿病があるから我慢をさせてしまいました。私のことを恨んでると思います。お寿司とかウナギとか食べさせてあげたい」

　患者さんは脳腫瘍の終末期であり、意識障害、摂食嚥下障害を伴っていた。誤嚥性肺炎も起こしており、四肢の浮腫が認められた。経口摂取は誤嚥性肺炎の再燃と、全身状態を悪化させる要因となるということで静脈栄養が選択されていた。奥さんの気持ちを、主治医、言語聴覚士、管理栄養士に伝達し、相談した結果、もう一度口から何か食べるために、経腸栄養療法で全身状態の改善を図ろうということになった。担当医より、経鼻胃チューブ留置により本人に苦痛が増える可能性があることや逆流により肺炎の悪化のリスクがあることを説明した結果、経腸栄養の実施をご家族が決定した。患者さんは気道内分泌物が多く経腸栄養剤注入中にも、咳嗽反射によって栄養剤が逆流することがあり、体位や注入速度の工夫を行った。覚醒している時間を奥さんの面会時間に調整できるよう、安静の時間を午前中に作ることや、言語聴覚士の訓練を面会時間に設定してもらった。患者さんは、経腸栄養を開始したことにより、少しだけ覚醒時間の延長や嚥下に関する筋力の回復が見られ、ゼリーを食べることができた。ご家族は一口食べるごとに、患者さんに「おいしい?もう一口食べる?」と声をかけていた。経口摂取と経腸栄養を併用し始めた頃より、奥さんがご本人の好きなゼリーを持ってきてくれたり、患者さんにマッサージする様子や、積極的に声をかけ関わる行動変化が見られた。奥さんからの提案で県外からのご家族も面会をされ、家族だけで過ごす時間も増えていった。しかし、経腸栄養剤の逆流により分泌物も増加し、患者さんにとって苦痛な吸引処置の頻度が増したこともあり、ご家族と相談して経腸栄養を終了することになった。その後は経口摂取のみ、覚醒の程度を見て実施した。経腸栄養を終了した19日後、患者さんは永眠された。

結局は、最後まで、お寿司もウナギも食べることはできなかった。患者さんの最期を悟り、諦め、後悔をしていた奥さんを、医療チームとして実行可能なプランを提案して、患者さんの希望を叶えるために活動することで、奥さんの『何かしたい』という気持ちを後押しできたのではないかと思う。希望を叶えるために可能な方法をチームで検討し、患者さん、家族とともに治療を選択していくことの大切さを学ぶことができた、私の忘れられない患者さんとご家族である。

牛丼食いたい！

井上 善文

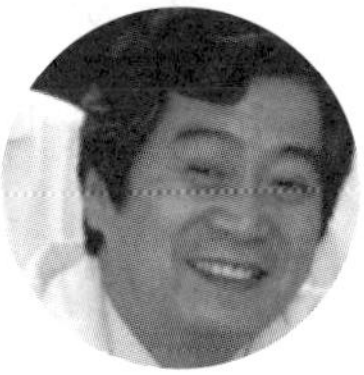

平山さんは64歳男性。食物がのどにつかえるという症状があったのに、外来を受診されたのはその9カ月後。既にかなり進行した食道がんでした。約10㎝の範囲の食道がほぼ完全に閉塞していて、もう固形の食べ物は通らないし、水分もほとんど通過できないような状態でした。手術適応はないと判断し、放射線化学療法を施行することに決定しました。まずはＰＩＣＣ（末梢挿入式中心静脈カテーテル）を留置して、ＴＰＮを行いながら化学療法、放射線療法を施行することにしました。また、放射線化学療法が終了しても、満足に食事摂取ができるようにはならないだろう、ということで、開腹手術により胃瘻を造設しました。同時に、長期間の栄養管理と化学療法が必

要だと考え、CVポートも留置しました。

経口摂取はほとんど不可能で、水分もほんの少ししか飲めません。経腸栄養としては、メディエフプッシュケア®を選択しました。この製品は、ちょうど発売されたばかりの頃で、私自身が製品自体を『コンデンス型流動食』、投与方法を『イージークイック注入法』と命名した、非常に思い入れのあるものです。患者さんにはそのことも説明し、自分で注入するように指導しました。あらかじめ水道水を注入し、その後30分ほど休憩してからメディエフプッシュケア®を自分で注入する、という方法です。この製品は粘度が2000mPa・sと低いので、自分の手で注入することができるという特徴があります。朝1本、昼2本、夕方3本と注入されました。胃瘻のカテーテルは、自分でTシャツの臍付近に穴を開けて、そこから出るように工夫しておられました。方法を完全にマスターし、もう退院して家で管理してもらおうかと主治医と相談していたのに、入院後わずか3カ月で亡くなられました。

実は、メディエフプッシュケア®を用いた、半固形状流動食の啓発ビデオを撮影させてもらった患者さんです。『イージークイック注入法』は、英語では『easy-quick注入法』で、簡単に、楽に、素早く注入できる、という意味なのですが、必死で握りしめて注入する姿は、とても『easy』ではないし、『quick』でもありませんでした。それでも素早く注入できているのですが、平山さんの注入する姿が、必死にやっているように見えた、ということです。「この栄養剤は命の源やからな、最後まで全部入れなあかんのや」と言いながら、最後の一滴まで、という雰囲気で注入しておられましたが、やはり病状と予後がわかっている我々にとっては、物悲しいものがありました。

主治医が「平山さん、何か、食べたいものはないんですか？」と聞くと、平山さんは「牛丼食いたい。紅ショウガをいっぱいのせて、汁だくにして、シャバシャバっと食いたい。吉野家の牛丼食いたい！」と答えました。主治医と「牛丼の汁でも飲ませてやりたいな」と言いながら、実現できなかったのが心残りです。胃瘻を用いて適切な栄養管理をしながら、放射線化学療法が効いて、食事ができるようになるのを待ったのですが、生命の灯が待ってくれなかったのです。自分で外出させて牛丼を買いに行かせてあげたらよかったかな、そんな心残りもあります。

牛丼屋さんの前を通るたびに、なんとなく、平山さんを思い出します。「牛丼食べたい」このセリフが、いつまでも心に残ります。時々講演で平山さんがメディエフプッシュケア®を、決して『easy-quick注入法で』ではない雰囲気で、必死で注入しているビデオを使わせてもらっていますが、そのたびに「牛丼食べたい」のセリフが出てきます。胃瘻から、せめて牛丼の『おつゆ』を注入してやればよかったなと、時々、主治医と話しています。

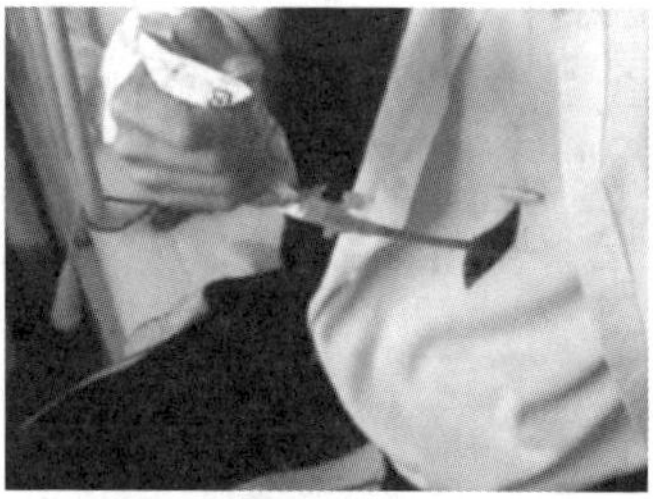

シャツに胃瘻用の窓を開けて、自分でメディエフプッシュケア®を注入している。

第3章

胃瘻（PEG）をめぐって

胃瘻なればこそ栄養管理・リハビリがうまくいった例、胃瘻バッシングに揺れて導入に悩んだ例、造設後の管理、合併症やトラブルなど胃瘻にまつわるエピソードを集めました。

地区最高齢のHさんとの出会い

武内　謙輔
福岡リハビリテーション病院血管外科　医師

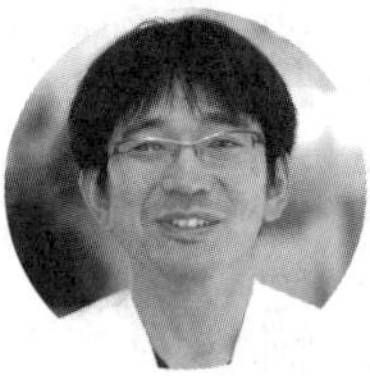

Hさんとの出会いは2013年6月でした。私が現在勤務している病院へ赴任してまだ2カ月足らず。彼はこの地区での最高齢のお爺ちゃんで、39度の高熱を出してたまたま私の外来に来られたのです。診断は胆管結石による急性胆管炎で緊急入院となりました。幸い抗菌剤投与で炎症所見は数日で治まり、さて胆管結石の治療をどうしようかということになりました。当院には元々外科がなく、新しく外科が新設されたばかりで、胆管結石の内視鏡治療はまだ実施したことがない病院でした。ご家族と十分にお話をして（上野文昭先生のお言葉を借りると、説得ではなく説明をして、患者さん側に希望してもらう）、当院での精査および加療を希望され、無事に内視鏡治療が

終了しお元気になられました。

ただし食事摂取量が十分とはいえず、嚥下機能の低下もみられており、これまたご家族と十分に話し合いの時間を持ち胃瘻を造設することになりました。キーパーソンであるご長男は以前自衛隊におられたということで非常に礼儀正しい方で、自衛隊基地でしか購入できないマスコットをお土産に持ってきてくれました。説明の最後にはいつも「先生に全てを任せておりますので、どうかよろしくお願いします」と言ってくださいました。

褥瘡ができましたが、胃瘻からしっかり栄養療法を行い（適切だったかどうかは井上先生に診ていただかないとわかりませんが・笑）褥瘡は治癒しました。また、臥床されていた影響もあってしばらくは自力歩行がままならない状況でしたが、理学療法士の頑張りもあり、だいぶ自分で歩けるようなるまで回復されました。3カ月ほどの入院でしたがすっかり病棟の人気者となり、看護師さんからも愛されていました。嚥下訓練にて嚥下機能は徐々に改善し、最終的に胃瘻からは少量の水分補給程度で、ほぼ経口にて栄養を摂取できるまでになりました。

当院でもまだ経鼻胃管が2週間以上留置されている患者さんがおられます。経鼻胃管を留置した状態でのリハビリには非常に疑問を感じます。「なぜ胃瘻を入れないの」とスタッフに問うと、「患者さんのご家族が…」という返事がよく返ってきます。胃瘻についての正しい情報を、患者さんやご家族に伝えることができているのでしょうか。もちろん医療者側からの一方的な押し付けはいけません。胃瘻の良さや正しい栄養療法の仕方を、時間をかけて説明していくことで、自発的に希望されるようにしていくことができれば理想だと思います。造るだけの胃瘻ではいけない、造設のタイミングを迅速に判断し、安全に留置し、そして適切な管理を行う（栄養療法を含む）。これには外科医だからこそできるポイントがあるのではないでしょうか。今後も地道にこの活動を続けていきたいという思いをさらに強くした、Hさんとの出会いでした。

ＨＩＶ脳症に伴う多発脳動脈瘤から脳出血、脳梗塞を繰り返した症例に対してＰＥＧを施行した経験

佐々木 雅也
滋賀医科大学附属病院栄養治療部　医師

藤井 世良
滋賀医科大学附属病院看護部　看護師

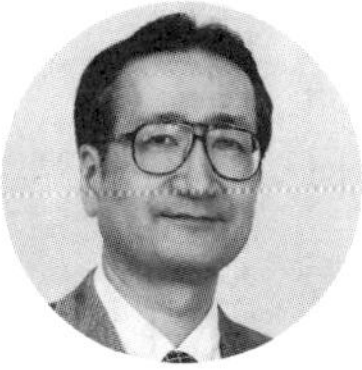

それは、２００８年のことである。海外でＨＩＶウイルスに罹患した日本人の患者が入院してこられた。前病院（海外）にてＨＡＡＲＴ療法が導入され、ＣＤ４細胞は著明に増加したものの意識レベルが低下し、母国日本における治療が必要と判断されて帰国された方であった。精査の結果、脳に多発脳動脈瘤が認められ、脳出血、脳梗塞を来していることがわかった。その後も脳出血、脳梗塞は繰り返され、計８回にわ

たって発症した。脳幹より上位レベルにおいて摂食・嚥下障害を呈していた。ＴＰＮで管理しながら嚥下訓練を行ったが、十分な摂取量は得られなかった。そこで、ＰＥＧを施行することとなった。私にとって、ＨＩＶ感染患者に対するＰＥＧは初めての経験であり、大きな緊張感の中で造設したことを覚えている。

胃瘻からの経腸栄養を開始したが、頻回に嘔吐があり、十分な投与量には達しなかった。ＣＴで検査したところ、基底核に新たな脳出血が認められ、脳圧亢進症状に伴う嘔吐症状と考えられた。そこで、ＰＥＧ–Ｊチューブに入れ替えることとした。空腸への経腸栄養剤持続注入では嘔吐は来さず、ようやく安定した経腸栄養が可能となり、ＣＶカテーテルは抜去できた。

同時に、理学療法士（ＰＴ）、言語聴覚士（ＳＴ）によるリハビリテーションを並行して行った。病棟スタッフも、統一した方法で口腔機能訓練を開始した。寝たきりであった患者に対し、ＰＴ、ＳＴの先生方と協力して、連日、看護師による口腔機能訓練を継続した。驚くべきことに、開始して２週間ほど経過した頃から徐々に嚥下反射の回復がみられるようになった。さらに、患者が好きであったリンゴ味付きのアイシング綿棒を口腔機能訓練に取り入れ継続した。２カ月後には車椅子での座位保持ができるようになり、指示動作や模擬動作が可能となるまでＡＤＬが向上した。

今年でＰＥＧ施行してから６年が経過した。脳圧亢進症状が軽快するとＰＥＧからの経腸栄養も可能となり、ＰＥＧ－ＪからＰＥＧに戻すことが可能となった。年３カ月程度のレスパイト入院期間を除くと、現在も家人によるＰＥＧ管理が継続されている。ごく少量の経口摂取以外、ほとんどの栄養は胃瘻からの投与である。６カ月ごとに胃瘻チューブの交換に来院される際には、造設当時の様子が懐かしく思い出される。あの時、思い切ってＰＥＧにしたことにより、そして粘り強く嚥下訓練を続けたことにより、今の彼女があるのだと。

TPNから経腸栄養に変更して栄養状態が改善し、順調に治療を継続できた食道がん患者さん

栗山 とよ子
福井県立病院内科　医師

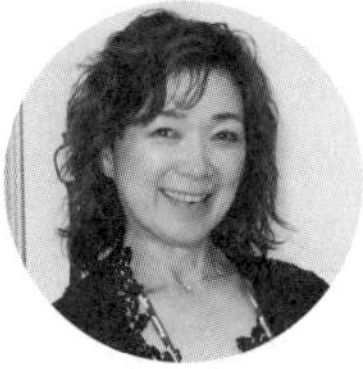

Aさんは独り暮らしの60代男性。1年以上前からのどの異和感を感じて近くの総合病院耳鼻科を受診。検査では異常なく、漢方薬が処方されましたが改善せず、さらに飲み込みが悪くなって、固形物はまったく食べられなくなったため当院内科を受診されました。細径の胃内視鏡も通過しない進行食道がんと診断され、すぐに入院となりました。自宅では通常の食事をしばらく口腔内で噛み砕いて、自然に流れ込む以外は吐き出していて、数日前からは水もほとんど飲み込めなかったようです。そのため、もともと65kgあった体重は入院時には50kgになっていました（BMI 19・5）。

入院後は末梢静脈栄養が開始され、NSTからは長期的な栄養管理を見越して外科的胃瘻造設を勧めましたが、入院5日目に内頸静脈に中心静脈カテーテルが挿入され、TPNが開始されました。ご本人の摂食意欲が強く、今までも自分で考えてやってきたとの自負もあり、主治医からは経口摂取は禁止されていたのですが、食べるものを選べば大丈夫との持論もあって、禁止しても飲食されるため、仕方なく吐き出すことを条件に咀嚼だけは許可されました。NST回診時もゼリーを口に入れて、のどもとでゴロゴロとうがいするような音をたてながらお話しされるので、メンバーはいつもハラハラしていました。回診が終了するころには、口腔内から全てなくなっていて、どこに流れたのか…と、不安になったものです。幸い一度も誤嚥性肺炎を起こされなかったのが不思議なくらいです。TPN内容の調整を提言してほぼ適切な栄養組成となり、4週間で体重は1.5kg増えてアルブミン値もやや低めながら（3.2g/dℓ）維持できるようになりました。その間も主治医に胃瘻の造設を提案し続けました。

一方で、病気の説明がわかりにくいこと、治療方針がなかなか決まらないこと、食べないと力が出ないと思いつつ思うように食べられないこと、などで医療不信に陥りつつあったAさんに対して、NSTは頻回に訪室して話を聞き、またパンフレットを使って胃瘻の具体的なイメージをつかんでいただき、胃瘻から栄養を投与するメリットを説明しました。その結果、最終的には患者さん自らが主治医に胃瘻造設を希望され、入院5週目に胃瘻を造設しました。

経腸栄養剤は、ADLを考慮してコンデンス型流動食を使い、静脈栄養輸液を併用しながら1週間で目標量1600キロカロリー（29キロカロリー／kg、たんぱく質1・3g／kg）まで増量しました。胃瘻造設後は、胃の中に栄養剤が入ることで満腹感が得られ、無理に経口摂取されることはなくなりました。その後放射線化学療法が開始されました。治療中、胸やけ、吐き気、下痢などの消化器症状が見られたものの、中断するほど重症化はせず、ご自分で胃瘻から経腸栄養剤の注入を継続されました。入院2カ月目には体重が4kg増加し、アルブミン値は3・6g／dℓまで改善しました。治療も予定通り完了して腫瘍は著しく縮小しました。最終的に経口摂取だけで栄養必要量を満たせるようになって、一旦退院されました。

退院前のNST最後の回診時に、「大分痩せて入院したが、胃瘻から栄養を入れるようにしてくれたおかげで体重が増えて、いい治療を受けることができた」、と言っていただけたことは、NSTメンバーにとって最もうれしいことでした。

私の記憶に残る胃瘻患者

―食道がん術後の胃管に対する胃瘻造設―

堀江 秀樹、小西 英幸、岡野 均

京都府立医科大学消化器内科　医師

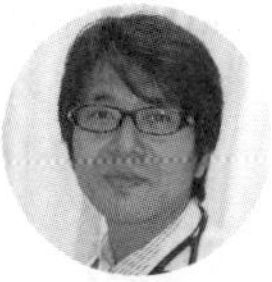

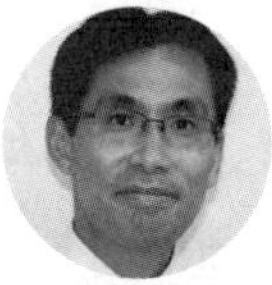

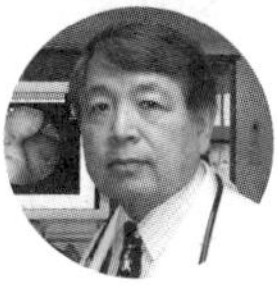

Nさんは73歳。半年前より、飲み込んだ食物が胸につかえるような異和感がありましたが、病院に行かれませんでした。半年経ってもこの症状が続き、徐々に悪化するため、近くの病院で胃カメラ検査を受け、進行食道がんと診断されました。２０××年3月に当院を紹介され、再度、胃カメラを行ったところ、食道がんに加えて早期胃がんも見つかりました。当院で治療を受ける決心をされたので、まず、抗がん剤治療を受けた後、同年6月2日に手術を受けられました。手術では、食道をほぼすべてと周囲のリンパ節を切除し、胃がんに対しては、胃の部分切除をしました。手術後、声帯を動かす反回神経が障害を受けていることがわかり、術後2日目に気管切開も行い

ました。その後、嚥下訓練やいろいろなリハビリテーションが行われましたが、飲水でもむせてしまう状態が続き、咳により呼吸が苦しくなって、体重も減り疲れやすくなりました。高カロリーの点滴も行っていましたが、大手術で弱ったからだにとって、栄養は十分ではありませんでした。病状は改善の兆しが見えず、体力、気力も低下し、気管切開後のため発声もできず、抑うつ症状も見られるようになり、精神科を受診されました。しかし、さらに表情が暗くなり、「死にたい」などとも言われるようになったため、向精神薬が増やされていました。

手術後2カ月が経っても病状は変わらず、長期的な治療を要するとの見込みから、胃瘻を造設することになりました。通常の胃瘻造設と異なり、食道がんの術後は、胃のほとんどが食道の代わりの胃管として胸腔の中にある上、早期胃がんに対する手術もされているため、胃は細くひきつれ、通常の造設よりも難しいことが予想されました。しかし、さらなる開腹手術は体力を奪うため、内視鏡的胃瘻造設術（ＰＥＧ）を試みました。予想通り難しい状況でありましたが、胃管にぎりぎり五百円玉くらいの胃瘻を造設できるスペースがあり、誤って腸管や血管を穿刺しないように、慎重にＰＥＧを行いました。

Ｎさんが私たちの記憶に残るのは、ＰＥＧの難しい症例であったこともそうですが、その後の経過が特徴的であったからです。確実に胃瘻から栄養が入るため、点滴が不要になり、無理なくリハビリテーションが行えるようになったことで、表情は明るく、夜も眠れるようになり、向精神薬も減量できたため、８月中旬には口から食事の摂取が可能になって、散歩に外出するまでになりました。むせやすい水分は、主に胃瘻カテーテルから補っていましたが、栄養状態がみるみる改善し、８月末には退院されました。９月末には、在宅でのリハビリテーションが進み、ついに胃瘻も不要となって抜去することができ、ご本人ならびにご家族から、胃瘻を造設したことに対し、感謝のお言葉をいただきました。

経管栄養が単なる栄養の手段としてだけでなく、治癒する力を引き出す効果があるということを教わった記憶に残る患者さんでした。

PEGという手技でQOLを保ちながら逝った

井上 善文

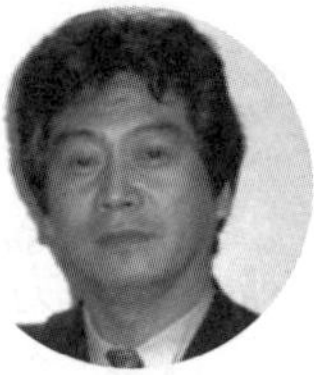

山岡さん（仮名）は、中小企業の社長さんで、仕事一筋の生き方をしておられたとのこと。結腸がんに対して手術を施行したのですが、2年後に再入院されて来た時は、もう腹膜播種の状態で明らかな腸閉塞状態でした。「仕事のために、病院に来る余裕なんてなかった。なんとかしてほしい、わしが死んだら会社はどうなるかわからん」山岡さんの第一声でした。しかし、検査を進めると、もはやどうしようもないレベルにがんが進行していることが明らかとなりました。まだ、がんの告知をどこまでやるか、という時代でしたが、私は、アメリカから帰国して2年が経過した頃でしたし、真実を告げることが当たり前だと思っていましたので、病状をすべて説明しました。腸閉

塞になっているために、イレウスチューブという長い管が腸の中に入っています。このままでは、鼻からチューブが入ったまま、何もできないような状態でした。

「状況はわかった。仕方ない。どのくらいがんばれるかわからんが、社員とこの病室でしっかり引き継ぎをせなあかん。この鼻の管、なんとかなりまへんか。これさえなんとかなれば、引き継ぎを落ち着いてできますんやが」と言われました。「わかりました。胃に直接管を入れて、そこから腸の中に溜まっている液を抜くようにしましょう」ということで、PEGで胃瘻を造設して減圧術を行いました。これでずいぶん楽になったようでした。しかし、胃の減圧はできても、腸管内に溜まった腸液の減圧がなかなかできません。「先生、鼻の管は抜けたけど、腹が張ってしんどい。なんとかなりまへんか？」と訴えられます。次の一手は、イレウスチューブをトライツ靭帯を越えた空腸まで挿入して腸液を抜くという方法です。しかし、イレウスチューブを鼻から挿入すると、またつらくなるし、入っている胃瘻のカテーテルからだけでは減圧は十分ではないし…。PEG-J（胃瘻のカテーテルの中に細いカテーテルを空腸まで挿入する方法）の細いカテーテルでは十分に減圧することはできません。

そこで、当時、最も太い24フレンチサイズのPEGカテーテルを用いて別の部位に胃瘻を造設し、14フレンチのイレウスチューブを挿入して減圧しました。これでなんとか腸内容と胃内容の両方を減圧することができるようになり、落ち着いて仕事の引き継ぎができるようになったとのことでした。栄養管理はTPNで行い、電解質輸液も胃瘻カテーテルとイレウスチューブからの排液量を計算して補うという方法で管理し、なんとか3カ月間過ごすことができました。奥さんの話では、「ちゃんと、引き継ぎはできるようにしていたんですよ。最初の手術の時、相当進行していたので、息子と話をして、おとうちゃんがいつ逝っても困らないようにしておこうな、ということで、少しずつ引き継ぎをしていたんですよ」ということであった。でも、山岡さんは、自分の最後の仕事として引き継ぎができたと、安心して逝くことができたと、奥さんに話したそうです。「やっぱ、鼻から管が入っとるとしんどいで。鼻に管が入っとるというこことがどんなにつらいか、経験のない人にはわからんやろうな」としみじみと言っておられたとのこと。

このPEG、胃瘻造設という手技って、本当、当然のことなのですが、がん性イレウスの患者さんにとっても、非常に有益です。最近は水分投与量を控えるサンドスタチンなどの薬剤を用いることによって、がん性イレウスの管理も非常に楽になっているのですが、それでも胃瘻を用いて減圧することによって、ずいぶんＱＯＬを改善してあげられる患者さんはいるはずです。今後、どうなるのでしょうか。ＰＥＧという手技自体が、バッシングを受けているような感じになってきています。本当に正しい、ＰＥＧという手技に対する認識が必要です。手技としてのＰＥＧに対する評価も、誤解されてはいけないと思います。

胃切除後に発症した脳梗塞の患者さんに行ったＰＥＧ

田原　浩
呉共済病院外科　医師

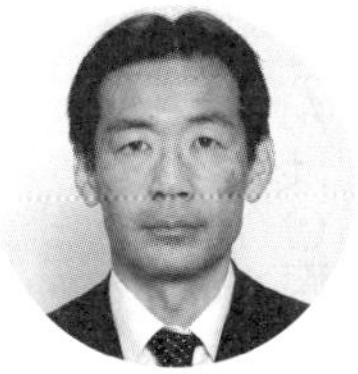

Ａさんは60代の男性です。２年前に最愛の奥さんを病気で亡くし、一人暮らしでした。一人娘が比較的近いところに住んでいましたので、娘さんと5歳になるお孫さん

が遊びに来たり、お孫さんを連れて出かけたりすることが楽しみでした。Ａさんは５年前に早期胃がんが見つかりＢ病院で胃の切除を受けました。残胃と十二指腸が吻合されていました。

晩秋のある日、昼食を一緒に摂ろうと娘さんとお孫さんがＡさん宅に遊びに来ると、Ａさんはトイレの横で倒れていました。呼びかけに対しても反応は鈍く、意識障害がありました。娘さんは急いで救急車を呼び、ＡさんはＣ病院に搬送されました。

脳梗塞と診断され誤嚥性肺炎を合併していることがわかりました。脳梗塞の治療法であるｔＰＡ（組織プラスミノーゲン活性化因子）療法は適応外とされました。一命は取り留めたものの、人工呼吸器での管理が遷延し気管切開が行われました。嚥下障害が残り、経鼻胃管による栄養管理とリハビリが続けられました。２週間後人工呼吸器を外すことができました。

気切チューブと経鼻胃管は残ったままでしたが、リハビリが進み一人歩きができるようになりましたので、主治医からＡさんと娘さんに退院の話が出ました。娘さんはご主人に退院先について相談しました。ご主人の理解が得られて、Ａさんは娘さん宅で生活することになりましたので、介護保険の申請をして準備を進めていました。しかし、Aさんにとっての問題は経鼻胃管でした。Aさんはこのチューブがあるので、大好きなお孫さんとの外出も行きたくないと言うのです。

娘さんは途方に暮れました。そして、私にAさんの経鼻胃管について相談がありました。そのとき呉共済病院のホームページで栄養サポートチームのことを知りました。

Aさんと娘さんに、PEG（経皮内視鏡的胃瘻造設術）ができる可能性があることをお伝えしました。そのためまずCT検査を行いました。CTでは腹腔内に異常は認められず、幽門側胃切除後（胃の出口側を切除する手術）でしたが残胃が比較的大きいことがわかりました。次に胃内視鏡を行いました。残胃に病変は認められず、送気により左肋骨弓を越えて残胃が拡張し、肋骨弓下部に穿刺部位を確保できました。Aさんと娘さんに、PEGが施行できそうであることを説明すると、Aさんも娘さんもPEGを希望されました。当院でPEGが無事に施行され、Aさんの念願であった経鼻チューブを抜くことができました。

娘さん宅に退院したAさんは、孫にいいところを見せようとさらにリハビリが進みました。投与カロリーを増やしたため、体重が少し増えて肌艶も良くなりました。そして、少し成長した大好きなお孫さんとまた遊びに行けるようになりました。

「経腸栄養の偉大さ」、「食べるためのPEG」を私に根付かせてくれた外科術後誤嚥性肺炎の患者さん

豊田　暢彦
益田赤十字病院外科　医師

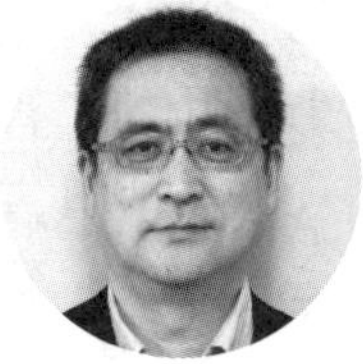

栄養療法において経腸栄養の有用性は既に周知の事実である。とはいえ、それがわかってはいてもなかなか実践につながらないことも事実である。この度、このような執筆の機会をいただき、私に経腸栄養の偉大さ、そしてPEGが栄養療法の最終手段でなく、「食べるためのPEG」という考え方を私に根付かせてくれた事例（以下、A氏とする）を紹介し責務を果たしたい。

それは今から10年前、前任地でNST活動を立ち上げた時にさかのぼる。当時はNST＝経腸栄養（PEG）と誰もが錯覚するかのごとく、「腸を使いましょう」「経腸

栄養をやりましょう」と回診をしていた。A氏はちょうどその時期に外科に入院してきた70代の男性であった。数カ月前に虫垂炎による腹膜炎で手術施行後軽快退院したが、数日前より下血を認め、外科に再入院した。貧血を軽度認め、栄養状態はやや不良（アルブミン2・9g／dℓ）で、顔貌は無欲様であった。絶食管理とし、消化管の精査を行ったが、出血源は同定できず、出血も認めなくなり、経口摂取を開始した。しかし、絶食を契機として食欲低下と嚥下機能の低下が進行し、誤嚥による嚥下性肺炎を併発した。この時点でNSTが介入し、肺炎を考慮して栄養管理はTPNで行った。この間、言語聴覚士による嚥下訓練を繰り返し、経口摂取を試みたが、発熱、喘鳴を認め、不顕性誤嚥が存在すると考えた。

NSTとしてはTPNの長期化による合併症も考慮して、できれば経口（経腸）栄養を行いたいと悩んでいたその時だった。担当医であった卒後1年目の研修医から、「食べるためのPEGということを聞いたことがありますが、この方に点滴の代わりにPEGを利用してはいかがでしょうか？」という唐突な意見が出た。当時NSTでは、高齢・寝たきり・栄養不良な患者→PEGという流れが蔓延し、PEGが最終栄養経路になることもしばしばあった。幸いA氏は胃も腸も使える状態であったため、すぐにPEGを造設し経腸栄養を開始した。その後安定した栄養サポートが可能になり、日ごとに全身状態が改善し、笑顔のある、まさに生きているということを実感させる顔貌へと変わっていった。それは周りにいた者誰もが経腸栄養の偉大さを実感させられた、まぎれもない衝撃的事実であった。その後は嚥下訓練も順調に進み、経口摂取もむせなく可能となった。第60病日に退院となったが、PEGはそのままとし、その後3カ月後に外来で抜去した。

今にして思えば、決して珍しくはない事例かもしれないが、研修医の一言から、その患者は食べることを回復し、さらに生命すら救われたのである。「腸が使えれば腸を使いましょう」ごく当たり前のように使っている言葉ではあるが、実際にそのありがたさや効果を実感しない限り、前には進めないのかもしれない。そういう意味でA氏は私にとって「経腸栄養のバイブル」であり、ことあるごとにこの話をさせていただいている。最後に、A氏を担当した研修医は、その後消化器内科の道に進んだことを付け加えておく。

胃瘻造設後の経腸栄養で、寝たきりから元気で活発な高齢者になった症例

社会福祉法人札幌慈啓会 慈啓会病院内科 医師
垣内 英樹

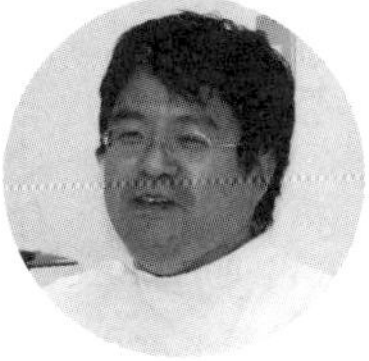

当法人は病院のほかに、特養や老健を併設している。その特養に80代の男性が入所してきた。食事中によくむせるとのことで診察にあたった。病名にくも膜下出血・脳梗塞後遺症とあるが、麻痺はないようだ。しかし精神機能は不良で、簡単な会話にうなずくのみで、介護への抵抗もしばしば見られるとのこと。ＡＤＬは寝たきりでほぼ全介助であり、ほとんど動かないし、表情もない。

嚥下機能評価のため嚥下造影検査を施行した。重度の嚥下障害あり、摂食体位を30度でなんとか摂食してもらうこととした。しかしながら、やはり無理だったようで、

すぐに誤嚥性肺炎を発症し入院となってしまった。入院後、肺炎はすぐに治癒したが、摂食困難で胃瘻を造設した。もともと寝たきりであったため、回復は期待できないと考えていた。しかし、予想に反して胃瘻造設後の経過はきわめて良好で、6カ月後には顔や皮膚のつやもよくなり、車椅子にしっかり座っていられるようになった。これは摂食できるかも、と思って嚥下造影を施行すると、ほぼ通常の食事が可能な状態となっていた。経口摂取が可能となり（経管栄養不要）、特養へ再入所となった。

特養へ帰ってからはさらにADLも著明に改善し、歩行可能となった。また精神機能の改善も顕著で、通常の会話が可能となり、表情も明るくなった。転倒の危険があるため、付き添いなしの歩行を禁止していたが、それも理解できる状態であった。しかし、面倒くさいのか介護職員の目を盗んでは、走るように移動（見つかると注意されるから）するのだそうだ。診察に行った時も、「先生はこのあいだ診てくれた先生とは違うね」と医師の顔もきちんと認識できる状態となった。またちょうどその頃、北海道は高校野球の駒澤苫小牧旋風で沸いていたが、デイルームにあるテレビを観て、「苫小牧が勝ってるよ」と教えてくれたりもした。周りから見ていると普通の高齢者、いやそれより元気で活発な高齢者になっていた。

これほどまでに経腸栄養が効果的だとは考えていなかったので、認識を改めさせられるとともに、本当に胃瘻を造ってよかったなと感じた。それと同時に、特養入所までに栄養管理が行われていたら、胃瘻なしで元気でいられたのにと、残念な気持ちと栄養管理の重要さを痛感した。この患者さんから学んだことは、いまでも毎日の診療で肝に銘じている。栄養療法と患者さんのＱＯＬの回復をあきらめない心が、良い結果をもたらす可能性があるのだということを。高齢者は先が短いが、だからこそ少しでもＱＯＬの高い暮らしを提供できるようにと現在も取り組んでいる。

胃瘻の適応について

―患者さんの笑顔から学んだこと―

島田 理奈
前橋赤十字病院　看護師

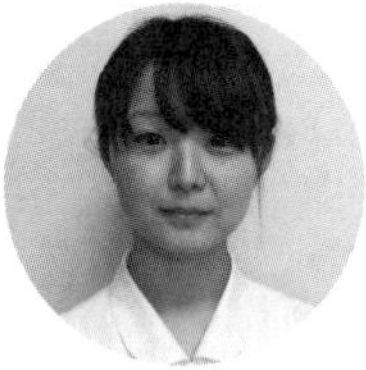

今年度から胃瘻についての診療報酬が改定となり、消化器病棟で勤務している看護師として、自分自身も患者さんの胃瘻の適応について考えるようになった。そんな中、一人の患者さんとの出会いがあった。

患者さんは、大腸がんによる穿孔で入院となったが、腹膜播種もあったため根治術ではなく穿孔に対して緊急手術を行った。緊急手術に加え既往の糖尿病も誘因となり、SSI（手術部位感染）による創し開*を併発し、創傷管理と栄養管理に難渋した。嚥下障害はなかったが、創部の痛みともともとの認知症が影響し、食事が全く進まなかった。

中心静脈栄養とともに、経鼻チューブによる経腸栄養を開始したが、再三、経鼻チューブの自己抜去を繰り返し、経腸栄養の継続は困難だった。高カロリー輸液のみでの栄養管理をしばらく行ったが、栄養状態は低下する一方で創傷治癒も進まなかった。創傷管理には腸管を使用した栄養管理が一番良いと考えていたが、腹膜播種があり、さらに認知症のため、胃瘻という選択をすることに主治医も看護師も迷いがあった。

入院前は軽介助で歩行できていたが、手術後1カ月半を経過しても栄養状態や創部は全く改善せず、リハビリも含め何もかもを拒否するようになり、完全に寝たきりになってしまった。

創部の痛みに苦しみ、ADLが低下しているこの状況を何とか改善し、残りの予後をより良く過ごせるようにするためには、どうしたらよいか…。まず主治医と病棟看護師、NSTの医療者間でカンファレンスを行い、胃瘻による栄養管理を選択することに意見がまとまり、ご家族も同意したため、胃瘻を造設した。経腸栄養を再開後、栄養状態は改善し、それに伴い創部の肉芽もみるみる盛り上がった。そして胃瘻造設1カ月後には創部が完全に治癒した。さらに、創部の痛みがなくなったことで徐々に食事を食べたいという意欲が出てきた。入院中に経口摂取に移行することは困難であったが、２~４割は経口から摂取できるようになり、胃瘻からの栄養と経口摂取を併用し施設へ転院となった。その頃には車椅子を自走できるほどＡＤＬは改善し、常に眉間にシワの寄っていた表情が、パッと晴れた笑顔に変わった。その表情を見て、この患者さんにとって胃瘻造設は良かったと確信した。

胃瘻が造りづらくなっている印象がある。しかし、腹膜播種だから、認知症があるから、との理由で胃瘻造設を選択しないのではなく、今この患者さんにとって一番良いと思う栄養ルートに関して本人や家族を含めて医療従事者が検討できる環境の場合には、胃瘻の優先度は高いと思った。本人やご家族へのインフォームドコンセントを適切に行い、胃瘻の利点や欠点を理解した上で判断してもらうことが大切だと改めて感じることができた。

胃瘻造設後も、経口摂取を決して諦めず、この患者さんのように、一人でも多くの患者さんの笑顔を見ることができるように、これからも看護師としてできる援助を行っていきたい。

＊創し開：手術後の合併症のひとつ。手術後に閉じた傷が開くこと、また、傷口がふさがるのが遅く、化膿したりすること。wound dehiscence

食べることは生きる楽しみ
―食事や仕事を継続するために決断した胃瘻―

伊東 七奈子
前橋赤十字病院　看護師

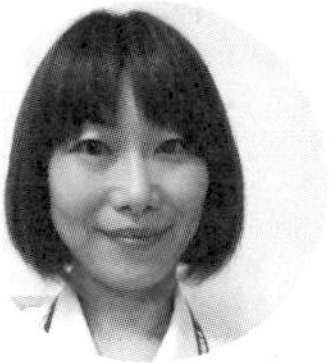

Ｆさんは ＡＬＳ（筋萎縮性側索硬化症）を発症して２年が経過している患者さんで、症状からＰＢＰ（下位運動ニューロンの障害が延髄の脳運動神経細胞だけの進行性球麻痺）タイプに分類されていた。そのため独歩や調理も可能で、保健師の仕事を継続していたが、嚥下機能が顕著に低下し、食事をすること、言い換えれば嚥下運動をすることに疲労困憊という様子であった。「できるだけ長く食事したい！」というご本人の強い希望により、当院の嚥下外来に来院した。私は、Ｆさんの思いを叶えるためには、胃瘻による適切な栄養管理が必要なのではないかと、お会いしてすぐに思った。

Ｆさんは、朝と夕の２食を毎日２時間かけ、仕事がない日は、昼食も２時間かけて食べていた。食事時間は1日の四分の一を占めることになり、それ以外にも食べやすい調理の工夫や家族の食事も作っていた。会話の中から「食事を奪わないでほしい」という強い思いがヒシヒシと伝わってきた。たとえ今の食事が嚥下機能に合っていなくても…。

何度かの外来受診を繰り返していただき、神経内科を専門医に持つ嚥下外来の担当医師とともに、画像による嚥下機能評価や食べ方の工夫に加え、栄養評価のもと補助栄養の提案なども行ったが、なんとなくしっくりきてはいなかった。Fさんの体重は少しずつ減り始め、足取りも少しずつおぼつかなくなっている印象を受けた。このままでいいのだろうか…。来院時に37kg、この時すでに体重は4kg（1カ月間）減ってしまい、食べることを大切にしているFさんに、私はどのように向き合っていくかとても悩んだが、Fさんがなぜ、自ら嚥下外来に来院したのかというこの気持ちを大切にしたいと思った。

受診回数を重ねるごとに会話の内容も深まり、Fさんの本音を聞くことができた。進行する自らの嚥下機能をとても寂しく思う反面、このまま食事を継続してもよいのだろうかとご本人は思っていた。私は医療者としてではなく、Fさんに元気でいてほしい、保健師の仕事を継続してほしいという思いがこみ上げ、Fさん自身の希望を叶えるためにも胃瘻を造ってほしいことを伝えた。「やっぱりそうよね！」と笑顔で応えてくれた。

胃瘻からの栄養管理が順調に進み、1カ月に1kgのペースで体重が戻り、仕事にも復帰することができた。食事は栄養補給のノルマではなく、楽しみのための食事に変わり継続している。

やはりFさんは主治医から言われていた胃瘻造設に対して背中を押してほしかったのか、私の関わりはこれで良かったか、ご本人には聞いていないが、「胃瘻を造ってよかったわ」と笑顔で言ってくれたその一言で、私の心がすーっと軽くなった。私にとって何よりのプレゼントをいただいたと思っている。

いつまでも一緒に・・・

山田 圭子
愛生会山科病院　看護師

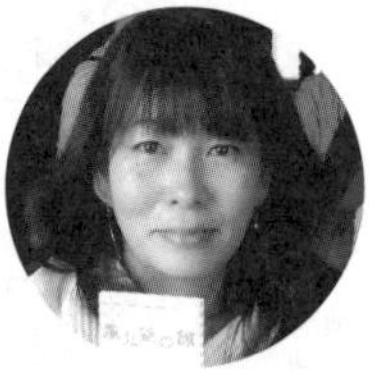

「父と一緒に食べさせてあげたいんです」
Kさんは、年老いた両親にいつまでも同じ時間を過ごさせてあげたい、と話してくれた。
ある年の秋、転倒をきっかけにＡＤＬが低下し寝たきり生活となった母と、要支援2の父との老夫婦生活は不安に包まれた。介護ヘルパーに毎日入ってもらい、状態観察や内服管理のための訪問看護も週1回お願いした。それでも、二人のことが気がかりで、Ｋさんは2日に一度は隣の県から駆けつけてはいたが、限界があった。当然ながらＫさんにも、小学生の息子と夫との生活があるのである。そこで、自分の家の近くに引き取って両親の生活を支えていきたいと願うようになり、準備を進めていた。そんな彼女の気持ちを急き立てるように、母の状態は悪化していった。寝たきりになったことから、もともとあった認知症が進み、経口摂取量のむらや嚥下機能の低下により低栄養状態が進み、仙骨部と踵部に褥瘡ができてしまったのである。「褥瘡を治してあげるには栄養が必要ですよね」「十分に食べてくれない、どうしよう」と、次から次へと矢継ぎ早に話す様子からは、切羽詰まったものを感じた。

これは、なんとかしないと…。Kさんの想いが私を突き動かしたのだ。看護師として、何ができるのだろう…。病状の把握だけではない、患者さんである前に一人の生活者として捉えていこう。そんな思いで毎日病室に足を運んだ。午後の病室には、患者さんの傍に夫(Kさんの父)が肩をすくめて座っている。二人が口を開くと喧嘩が始まるのだが、それでも毎日寄り添う二人を見て、Kさんの言葉を思い出した。「父と一緒に食べさせてあげたい」

このKさんの想いを実現させるには、私一人の力ではどうすることもできない。「そうだ、みんなの力を借りよう!NSTだ!」早速、NST症例として多職種で関わるようにした。初回のプレゼンでKさんやケアマネジャーから得た情報を提供した。

「口腔内のチェックをしましょうか。嚥下状態を見ますよ」「それでは、嚥下に合わせた食形態を考えますよ」「褥瘡を考えると、このくらいのエネルギーが必要ですよ」、カンファレンスでは、弾むようなリズムで会話が飛び交った。

数日が経ち、どう頑張っても、経口摂取のみのエネルギーでは、褥瘡を治し安定した生活ができないと評価された。〝認知症に対する胃瘻の適応〟の言葉が私の頭の中を駆け巡った。どうしよう…。しかし、改めて胃瘻の提案をされたKさんは、「栄養は必要でしょ…、胃瘻が延命処置だなんて思いませんよ。胃瘻にしても食べることもできるのでしょ。胃瘻ケアのこと教えてくださいね」とほほ笑んだ。

あ～!今まで、胃瘻バッシングに怯えていたのは私だったのである。胃瘻を造って栄養管理をすればいいことなんだ。

それからの私は胃瘻バッシングに惑わされないで患者さんや家族の想いに寄り添い、状況に合わせた栄養管理を行うことに力を注げるようになったのである。

PEGが人生を取り戻してくれた一例

栗井 一哉
栗井内科医院 医師

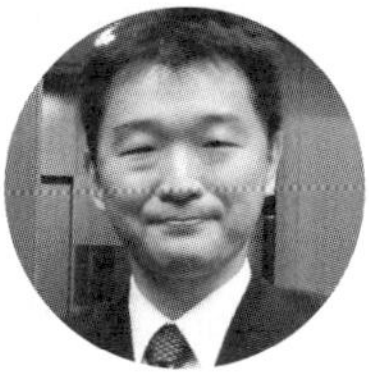

時は2000年。まだNSTも認知されていない時代。70代のCOPDの男性患者が脳梗塞で搬送されてきた。幸い目立った麻痺を残さず回復したが、入院時から誤嚥と思われる肺炎を併発していたため、絶食となっていた。リハビリも開始したが、成果は上がらない。抗菌剤治療で肺炎も落ち着いたため、食事を開始した。しかし数日すると、再び発熱。肺炎が再燃しており、状況から誤嚥性肺炎と診断した。絶食で抗菌剤治療を再開したが、この時点ですでに患者は衰弱著しく、ほとんど寝たきりとなり、コミュニケーションが取れなくなってきた。栄養学的に見てみると、BMI12とるい痩は凄まじく、今考えるとCOPDのマラスムス型栄養障害に、脳梗塞および肺

炎を併発したことによる急性の栄養障害が上乗せされた状態であった。

悩みに悩んで、ＰＥＧを施行した。なぜ大いに悩んだかというと、ＰＥＧというのはすでに「終わった」人に施す医療行為だと認識していたからにほかならない。まだ「終わってない」はずのこの患者にＰＥＧなんて「乱暴な」医療行為を行っていいものか、悩んだのであった。周囲の医療スタッフに何度も相談し、患者の妻に悩みのままに説明した結果の、危うい同意取得であった。しかし、ＰＥＧ後の回復は、目を見張るばかりだった。数日で歩けるようになり、コミュニケーションも普通に取れるようになった。１カ月後にはしっかり体重も増えて退院した。その後は、安定して自宅から通院。毎日自宅の周囲を妻と散歩していたと聞く。経口摂取は、「せこい（讃岐弁でしんどいの意）からええわ」と牛乳を少量飲むだけで、後は胃瘻からの注入に頼っていた。４年後に誤嚥ではない急性肺炎に罹患し、あっという間にお亡くなりになったが、それまで一度の増悪入院をすることもなかった。

ＰＥＧは「まだ終わってない」人にこそ、福音となることを強く実感した症例。その後、ＮＳＴのことを知ったわけだが、今なら経鼻栄養を間に挟んで安全にＰＥＧへ持ち込んだであろうと少々反省する部分も。

制御できなかった体重減少

―ＣＯＰＤのＡ氏との対話―

吉村 芳弘
熊本リハビリテーション病院
リハビリテーション科・栄養管理部　医師

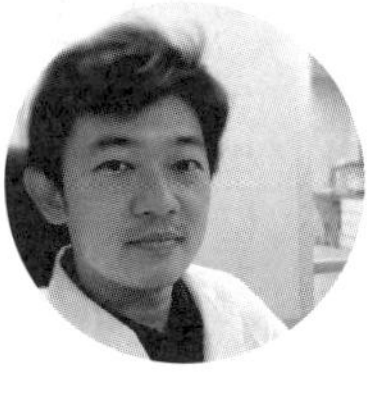

「お父さん、よく頑張ったね」
「あなた、もうちょっとだけ頑張って」
枕元で彼の妻と娘が必死に声をかける。Ａ氏は閉眼し、マスクで酸素を吸入しながら、肩でゆっくり呼吸している。脈拍はすでに30回／分を切っていた。
Ａ氏は5年前にＣＯＰＤ（慢性閉塞性肺疾患）と診断された。日雇い労働者であった。50歳になるまで幸せを実感することがなかった。無我夢中で労働に明け暮れ、そんなことを考える暇もなかった。１日休めばその分収入が減ったので、体調が悪くても仕事を休めなかった。それでも結婚して一人娘を立派に育て上げた。親子３人、最低限の生活ではあったが、なんとか生きてきた。

半年前に酸素吸入が常時必要になると、A氏は仕事を諦めた。COPDの増悪と寛解で入退院を何度か繰り返し、やがてHOT（在宅酸素療法）へ移行した。通院間隔を短縮したが、約束した診察日には必ず姿を見せてくれた。姿勢によっては呼吸困難が消失しなくなった彼の体重は2カ月で30％減少していた。経口補助食品を試したものの、焼け石に水であった。経鼻胃管での補助栄養は拒否された。

「胃瘻という選択肢もありますよ」

診察のたびに彼に何度か話をしてみた。最初は聞く耳を持たなかったが、次第に胃瘻で補助栄養を行うことについて興味を示してくれた。そんなある日、彼から胃瘻をやってみると言い出した。すでに車椅子の生活になっていた。

「妻も娘も猛反対。でも私は先生を信じる。この命、先生にあずけてみるよ」

入院して2日目、彼との約束通り私は彼の左上腹部に小さな瘻孔を造った。手術は10分ほどで終了。術後の痛みも軽そうだ。翌日より胃瘻からの補助栄養を開始。体重減少はなくなり、リハビリを行いながら3週間後には体重が1kg増えた。酸素は1ℓ／分だけ減った。室内であれば自力で歩行できるまで体力が回復した。

「お世話になりました。もうちょっと頑張ってみます」

1日1回の胃瘻からの補助栄養で彼は退院した。カテーテルなどの管理はしぶしぶ妻が担当した。それから1カ月は何事もなく時が流れた。

十分なエネルギータンパクの付加で体重減少が制御できない場合は、①それでも不足している、②それ以上に消費が増大している、のいずれかの原因が考えられる。A氏はCOPDによる悪液質で、全身炎症や酸化ストレスの増強でタンパク質の持続的な制御不能の異化が生じていた。栄養療法の限界だった。

「ごめんね、先生。戻ってきたよ」

予定より早く受診した彼の体重は前回より極端に減少していた。呼吸が荒く、立ち上がることさえできない。直前まで胃瘻からの栄養投与は欠かさず続けていた。

「大丈夫、先生には感謝してる。あいつらにも言いきかせてある。ありがとうね」

再入院10日目、物語は冒頭に戻る。私は彼が息を引きとったことを家族に伝えた。妻と娘は号泣して彼に抱きついた。享年51歳、早すぎる死であった。痩せこけて動かなくなったA氏は無言で私に語りかける。

「先生、俺には医療はよくわからんけど、立ち止まったらダメだよ」

2回目の選択

奈良県立五條病院　医師
森安 博人

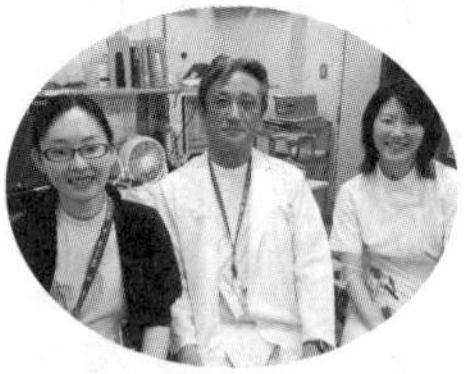

大正2年12月生まれの女性、Nさんは、当院に紹介入院された時、97歳でした。発症前より高血圧などの合併症がありましたが、日常生活は自立し、五條市内で長男夫婦と3人で暮らしていました。

平成23年10月中旬の午前3時頃、ベッドから転落して意識を失っているのを家族が発見し、急性期病院へ搬送されました。受診時、意識は呼びかけにやっと眼を開ける程度で、右上下肢は完全に麻痺していました。頭部CT、MRI検査にて左中大脳動脈領域の広範囲な脳梗塞と診断されました。入院経過中、意識状態は徐々に改善し、声をかけると笑顔を見せるようになりましたが、右半身麻痺は同様で、失語も認めました。嚥下は困難と判断され、経鼻胃管による栄養が開始されました。家族が自宅に近い当院での治療を希望されたため、11月初旬当院へ転院となりました。

転院時、意識状態は清明で、主治医は摂食嚥下チームに嚥下機能評価を依頼しました。その結果、直接嚥下訓練可能と判断し、嚥下しやすいように胃管を12フレンチから8フレンチに入れ替えました。しかし、細いNさんの喉には8フレンチの管でも太く、違和感のため何度も自己抜去しそうになり、手にミトンが装着されました。Nさんの顔から笑顔が消え険しい表情となり、嚥下リハビリは進みませんでした。

主治医、家族、摂食嚥下チームで相談し、PEGを造設して長期的に嚥下リハを行っていく方針となりました。高齢でもあり、主治医から家人への説明は時間をかけて丁寧に行われました。最終的に、家族の「食べられるようになって家に帰りたい」という気持ちがPEG造設の決断へ導きました。

11月中旬（97歳11カ月時）にPEGを造設しました。術後はトラブルなく経腸栄養は順調に経過しました。ミトンがとれてNさんの顔にも笑顔が戻ってきました。造設6日後よりエンゲリード®を摂取、8日後には好き嫌いはあるもののゼリー食が食べられるようになりました。14日後にＰＥＧ創部の抜糸を行いました。

さらなる嚥下、機能回復訓練のため、近隣の回復期リハ病棟に転院となりました。経腸栄養が継続されていたため、血清アルブミン値は3・2～3・5g／dℓを維持していました。転院先でも嚥下、機能回復訓練は継続され、平成24年5月の退院時には、食事をすべて自分で摂り、介助によりトイレまで移動できるようになっていました。退院後は自宅に近い当院外来に通院することになりました。

平成24年6月（98歳6カ月時）、初回のＰＥＧ入れ替えを行いました。この時も食事は全量摂取され、ＰＥＧからは湯、薬剤のみ注入されていました。その後も経口摂取量は安定しており、平成25年3月（99歳3カ月時）にＰＥＧ抜去にこぎつけました。

以後も、外来カルテを見ますと順調に食生活を楽しまれている様子がうかがえます。

「8月×日、とろみ付けるとかえってむせるので、きざみ食食べている」

「11月〇日、巻きずしも食べている」

11月中旬、自宅にて意識状態が低下したため救急外来を受診、入院となりました。翌日のＭＲＩでは多発脳梗塞と診断されました。入院7日後も意識は戻らず、主治医とスタッフは家族に相談しました。

主治医「今回も胃瘻を入れますか？」

家族「本人は百歳までは生きたいと言っておりましたので、前回は胃瘻を入れましたが、もうはや百歳近くまで生きて満足だと思います。今回は成り行きに任せてください」

輸液を最小限投与しながら経過観察することになりました。2週間後には呼びかけるとうっすら開眼するようになりました。しばらく小康状態が続きましたが、入院38日後より病状が悪化、平成26年1月（百歳と21日）に永眠されました。

脳梗塞後の嚥下障害の多くは一過性で、時間の経過とともに改善することが知られていますが、百歳近い年齢の患者であっても、嚥下リハビリを行うことにより、普通食を摂取できるようになったことに大きな感銘を受けました。

さらに、家族は経腸栄養について初めは受け入れ、2回目は希望されませんでした。結果はどうであれ、「本人の意思を尊重しながら家族が判断されたことに間違いはない」という思いを強くしました。

胃瘻を造ることになったのなら、ちゃんと造ってあげましょう

寺坂 勇亮
大手町病院救急科・外科 医師

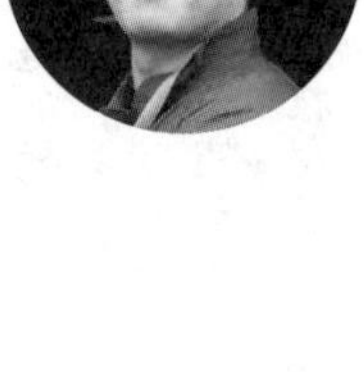

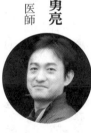

【症例】90代女性　施設入所中でＡＤＬ全介助の患者
【主訴】嘔吐
【主な既往歴】脳出血後遺症、6年前に別の病院で胃瘻造設、胃食道逆流症
【現病歴】数カ月前より少量の嘔吐を繰り返していたため、近医で上部消化管内視鏡を2回施行されたが、胃前庭部の軽度発赤を認めるのみであった。2回目の内視鏡後1カ月程度問題なく経過していたが、コーヒー残渣様吐物を嘔吐したため、当院に救急搬送となった。
【主な現症】胃瘻が右上腹部に造設されていた。急な角度で造設されており、皮膚に

緊張がかかっている状態で胃瘻周囲が発赤・腫脹していた。心窩部が軽度膨満しており、右上腹部に圧痛を認めた。

【腹部単純CT】（写真上参照）

【経過】十二指腸内にバルーン型内部ストッパーが嵌入したことによるボールバルブ症候群と診断し、入院加療となった。翌日バンパー型内部ストッパーの胃瘻カテーテルに交換、徐々に経腸栄養剤投与量を増量し、一旦退院となった。4カ月後再度嘔吐し、当院を受診された。上部消化管内視鏡を施行したところバンパーが胃壁内に埋没している状態で、バンパー埋没症候群と診断した（写真下参照）。シャフト長が長い胃瘻カテーテルに交換し、細心の胃瘻ケアを行ったが、1カ月で再度埋没した。同部位で胃瘻カテーテルを交換しても再発する可能性が高いと判断、胃体部に胃瘻を再造設し、以前の胃瘻カテーテルを抜去した。以後、嘔気・嘔吐は認めなかった。ボールバルブ症候群と診断されてから、胃瘻再造設まで半年以上の時間を要した。

【本症例を通して感じたこと】

本症例は筆者にとって胃瘻のあり方・造り方を再考するきっかけとなった。筆者は、多くの栄養不良状態の廃用症候群の患者さんに関わってきて、胃瘻を造ることがその患者さんにとってベストの選択肢であるか、をその都度考えてきた。
本症例に出会い、適応だけでなく、長期予後を見据えた胃瘻を造設しないと、晩期に様々な合併症を来してしまうことを痛感した。施行後のケアをいくら手厚く行ってもどうしようもない。本症例の場合、造る時点での判断が最重要であったことは明白だ。
当初胃瘻を造設した医師は、果たしてこのような合併症が起きることを想像していたのだろうか?四六時中、嘔気・痛みを感じることになる可能性は考えていたのだろうか?

【近年の胃瘻の是非についての私見】

ここ数年、超高齢社会の中での胃瘻のあり方について議論されるようになっている。患者・家族・医療従事者が胃瘻造設について医学的・倫理的に適切な理解をともに示せるように、今まで以上に話し合わなければならない時代となった。しかし、胃瘻を造ることそのものが正しい、悪いという論点はずれているように思える。個々の患者さんの現状および将来を見据えた上で、胃瘻を造ることがその人の「人生」にとって「幸福」をもたらす手助けになるのかどうか、という観点で語られるべき問題であるはずだからだ。本来胃瘻は栄養投与経路の選択肢の一つとして考えられるべきものであるが、人生を左右するものにもなりうる。個々の胃瘻の適応をしっかりと判断し、造ることになったのなら、その人の人生にとって有益になるようにちゃんと胃瘻を造らなければならない。適応がどうであっても、造り方次第で結局その人の人生に有害になってしまっては元も子もないのだから。

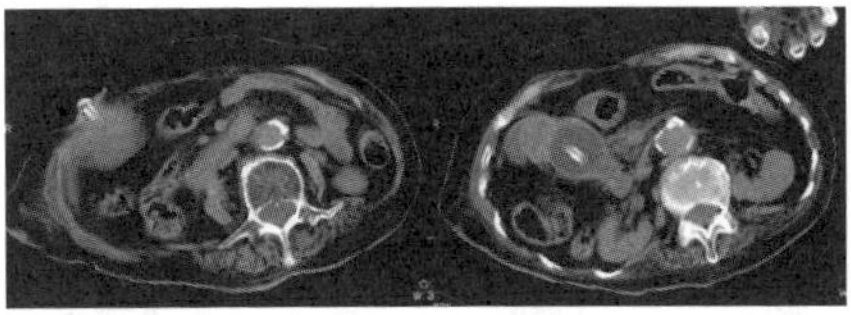
十二指腸内にバルーンが進んで、通過障害を起こしている。

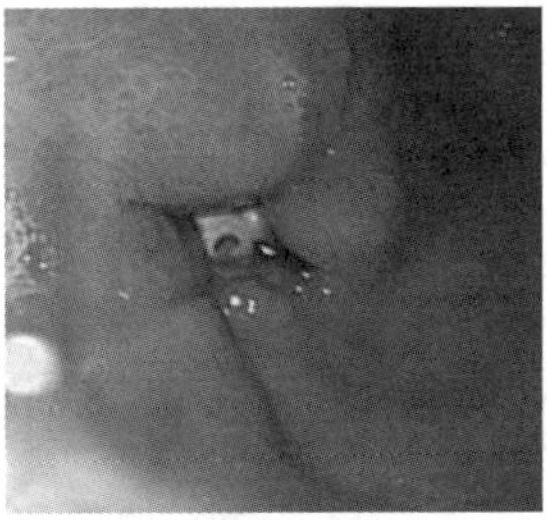
胃瘻が胃粘膜内に埋没している。

嚥下障害の改善後に患者から学んだこと

紺野 晋吾
東邦大学医療センター大橋病院神経内科　医師

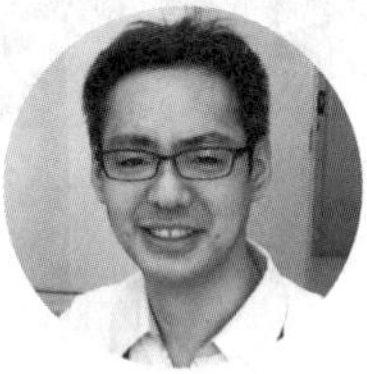

51歳のAさんは生来健康で、出版関係の仕事を精力的に行っていた。入院の1週間前から咽頭痛と38度台の発熱が出現し、耳鼻科検査では右外耳道の発赤・腫脹、咽頭の発赤、口蓋垂に小水疱数個を認めた。喀痰の貯留も多く声帯の可動も不十分であった。喉頭浮腫を伴う急性咽喉頭炎と診断され、抗生剤と副腎皮質ステロイド剤の点滴が入院時から開始されたが、治療の効果は乏しく、入院2日目には嗄声と嚥下障害が進行し、水分の誤嚥、鼻咽腔侵入も出現した。原因精査の依頼を受けた私はAさんのもとを訪ねた。カーテン越しでも頻繁な咳嗽が聞こえ、ベッドサイドには無数のティッシユペーパーが散乱しており、私は唾液嚥下も困難な高度の嚥下障害を直感した。神経

診察では右側の僧帽筋や胸鎖乳突筋の麻痺も合併しており、多発性下部脳神経麻痺と診断した。ヘルペスウイルス感染を想定して抗ウイルス薬で加療したが、嚥下障害は遷延した。２週間後には中心静脈栄養による栄養管理が必要となっていた。

Ａさんは会社で要職に就いており、早期の社会復帰を切望されていた。しかし症状の遷延、先の見えない入院生活の継続を余儀なくされ焦燥感に駆られていった。私は方針を決めるべく考えを巡らせた。改善の見通しはいつ頃か？通常の顔面神経麻痺では１～２カ月で改善するが、今回のような多発性下部脳神経麻痺の治療経験はなく確信が持てない。早期に回復するなら中心静脈栄養を継続してもよい。一方で、１カ月以上の経口摂取困難が予想される場合には経腸栄養を考慮するべきであるが、胃瘻造設はＡさんにとって侵襲のある処置でもある。どちらを選択すべきか？自分が判断できない選択をインフォームドコンセントと称して患者さんに決断を委ねることはできない。主治医としての判断・決断・実行を迫られる時だと感じた。過去の経験や確立された治療方針のない事例に出会った時に決断を下すことは非常に難しい。その決断の正誤は未来から後方視的にしか評価できないからだ。そのような中でも、Ａさんの社会復帰という要望に応える最善の方法は何か？と考えれば、自ずと正解に近づくのではないかと思った。結果として、胃瘻を用いた経腸栄養を勧めることを決断した。当初Aさんは胃瘻造設に抵抗感があったが、胃瘻の利点、抜去可能なことを説明したところ、停滞しつつあった治療が一歩でも前進することに希望を見出され、胃瘻造設を受けられた。

その後Aさんは自己栄養注入を習得し、発声と嚥下の訓練を継続しつつ段階的に社会復帰した。約半年の経過で症状は改善し、胃瘻は閉鎖された。私は自分の判断が正しかったと満足した。しかし後日、犬と散歩中のAさんと偶然お会いして「診断が確定しなかったことの不安、唾液誤嚥での死への恐怖、一生社会復帰できないのではないかという絶望感」などの心情を聞くに至った。治療を行った当時、私は身体的管理を優先に考え、Aさんの経過から自分の決断に満足していたが、それに加え精神的サポートも考慮すべきであったと反省した症例であった。

造ってほしい、造れません

介護老人福祉施設アイランドシティ照葉　看護師
東條 久美子

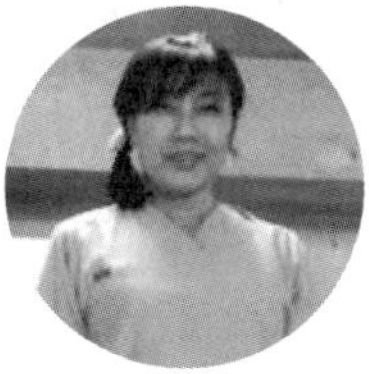

イネさん（仮名）89歳は体が小さく、背中が「く」の字に曲がっていて食道裂孔ヘルニアと逆流性食道炎があります。

入居して1年が過ぎ、少しずつ体力が落ちてきて食べる量が減ってきました。元気もなく、「食べたくない」というのです。すでに飲み込む機能が衰えてきたイネさんは、がんばって食べてもゲボゲボと咽せてしまい、食べてるんだか誤嚥してるんだか…って状態を繰り返すうち、誤嚥性肺炎で入院しました。

その後、退院はできたものの環境変化から認知症が悪化。ますます食べなくなっていました。食べれば確実に誤嚥するイネさんは、口から食べるのを続けるのか止めるのか…、いずれ選択を迫られることは明らかです。

入院中に経鼻チューブを入れたこともありましたが、注入中にも抜いてしまうため、逆に危険でした。胃瘻を造ることについては、すでに医師から体型面と胃腸壁の薄さから非適応と告げられていました。

しかし、イネさんのたった一人の身内である娘さんは、どうしても胃瘻を造ってほしいと言うのです。

「死んでほしくないから」娘さんはそう言いました。〝生きててほしい〟と〝死んでほしくない〟は似ているようで全然違う気がします。「罪悪感を感じているんです」とも言われました。実は彼女はこれまで足繁く面会に来られる家族ではありませんでした。だから、どんな手段を使っても、(お母さんが)しんどくていやだと言っても、(私のために)死んでほしくない、だから胃瘻を造ってくださいと…。

何度も病院に行って医師に懇願していました。彼女も造れないことは頭ではわかっていたと思います。でも感情として受け入れられなかったのだと思うのです。そうこうするうちに、イネさんは再び肺炎で入院し、回復することなく、旅立っていかれました。

人は生まれたからには必ず老います。そして老いる過程には、いつか、誰にだって〝今までのように口から食べられなくなる日〞がやって来ると思うのです。胃瘻を造る云々だけでなく、親との関わり、子との関係について、自分自身ならどうしたいのか、自分が家族ならどうしたいのかを、今のうちから決めておくべき、とイネさんの娘さんが教えてくださったと思っています。

最期までココロとカラダに栄養を

伊藤　明彦
東近江総合医療センター　医師

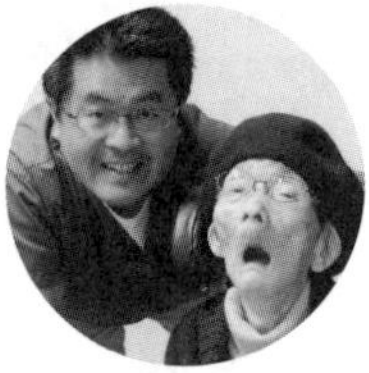

「うぁ～きれい！」
小さい声だったが、２人の娘にははっきりとＪさんのその声が聞こえ、顔を見合わせて微笑んだ。
時は２０１３年8月8日午後8時30分、場所は大津プリンスホテル28階のファミリールーム。その日は、滋賀では夏の風物詩として最も有名なびわ湖大花火大会。１万発の花火が夏の夜空を彩る、その大迫力のグランドフィナーレに思わずもれたＪさんの声であった。
声の主は、87歳女性。80歳を超え、徐々にＡＤＬが低下、２０１１年の春に誤嚥性肺炎で入院。嚥下評価の結果、経口摂取のみでのエネルギー充足は困難と判断。本人、娘2人と十分に話し合った後、同5月6日PEG造設。経口摂取とPEGからの経腸栄養の併用という栄養管理で自宅へ退院。その後は1年以上、安定した在宅療養を続けられていた。

2012年8月に誤嚥性肺炎で入院。以後、経口摂取は〝お楽しみ〟程度、主にPEGからの注入でエネルギーを充足する栄養管理となったが、9月、12月と立て続けに誤嚥性肺炎を発症し入院。注入後に増える唾液を誤嚥することが原因と考えられた。年末には、一時窒息するような状態にもなった。

「残念ながら、嚥下障害が進行してご自分の唾液を誤嚥していると思われます。必要エネルギーの充足にこだわって誤嚥性肺炎を繰り返しても、ご本人はしんどいだけなのではないでしょうか。嚥下機能から見て、いよいよ終末期に差し掛かってきたと考えられます。飢餓に向かうことをわかった上で、1日600キロカロリーでいきませんか」

主治医は、長くても数カ月の寿命とイメージしながら2人の娘に提案。重い決断であったが2人は納得し、200キロカロリー×3回の半固形状流動食と1000㎖／

日の水分投与という設定で、２０１３年2月に退院、在宅療養となった。

当然、体重は徐々に減少し、細い腕はますます細くなっていった。しかし、唾液誤嚥によるムセや$Sat.O_2$の低下は減り、吸引の回数も減少、呼吸も楽になり、笑顔も増えた。春には、初のお花見ドライブを敢行。そして今回、大好きな花火を特等席で見る、娘２人からの87歳の誕生日プレゼントだったのである。

驚いたことに、この患者さんは、ご家族の献身的な介護と周囲のスタッフの情熱に支えられ、その後、一度も誤嚥性肺炎の発症も入院もない。秋には紅葉狩りを、２０１４年の春には恒例の花見を楽しまれ、現在も自宅で穏やかに療養中である。調子の良い日には、嚥下食をたしなむこともある。ＰＥＧ造設時40kgだった体重は、現在26kgとなり腕はさらに細くなったが、先日の日本シリーズでは、大好きなタイガースをメガホンを振って応援していたという。

ＰＥＧはあくまで経腸栄養のツールであり、プロとしてどう使いこなすか、このことを改めて教えられた。超高齢化の時代に、医療に従事し栄養に携わる者として、一人でも多くの人生の大先輩に対して、〝ココロにいっぱいの栄養を、そして、カラダにほど良い栄養を〟お届けできれば…。

PEG造設の患者さんへの栄養指導

可知　直子
（独）地域医療機能推進機構（JCHO）東京高輪病院
管理栄養士

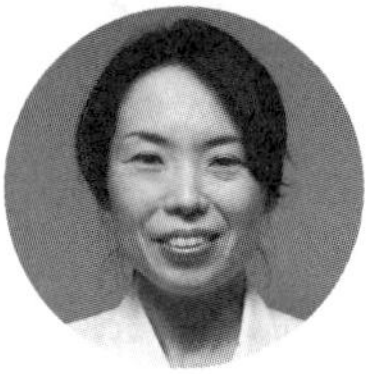

Mさんは77歳女性。誤嚥性肺炎から急性呼吸不全、急性腎不全、DIC（播種性血管内凝固症候群）を発症し、他院ICUからPEG造設とリハビリ目的で転院してきました。体重32kg（BMI15）で、話かけても視点を合わせるだけで身動きもできない状態でした。PEG造設後の経腸栄養は順調で、リハビリも車椅子に乗る訓練へと進みましたが、嚥下訓練は氷片のみで、ゼリーを食べるのは先になるとのことでした。

入院から1カ月ほどたったある日、言語聴覚士さんから「Mさんのご主人が、食事はいつ食べられるようになるのか、と怒っている」との連絡がありました。どうやら数日で食べられるようになるものと期待していたようなのです。ご主人が落ち着いてから、現在の嚥下の状態ではゼリーですら誤嚥リスクが高いこと、少しの誤嚥でも、既往の間質性肺炎を悪化させ、命に関わる事態になる危険があることを説明し、嚥下のリハビリは数カ月の単位で進める必要があることをお話ししました。すると、体を傷つけたくないからPEGは造らないつもりだったこと、今になって造ったことがよかったのかわからなくなった、とのこと。嚥下リハビリの効果が見えないというのも不安の原因だったようです。ひととおりご主人の話をお伺いし、今はまず栄養状態を改善することが必要だということ、大きな声で話すことや、歌を歌うことなども効果があると説明すると、表情を明るくされました。その後は、Mさんの歌声が病室から聞こえてくるようになり、私やスタッフの心を和やかにしてくれました。

Mさんは3カ月の在院中、肺炎の再発や気胸などから一度もゼリーを口にすることなく転院されました。転院時体重36kg。転院先でもリハビリを続けることができるとのことでお二人を励ましながら見送りました。

4カ月後、PEG交換で入院したMさんは顔もいくらかふっくらして、別人のようでした。車椅子に背筋を伸ばして座り、大きくはきはきとした声で以前いた病棟に挨拶にいらっしゃいました。また、ゼリーを食べる訓練をしていると、嬉しそうに報告してくれました。

それからずいぶん経ったある日のこと、新規入院患者さんの食事の指示が流れてきました。なんだか懐かしい名前…。そう、Mさんです。経腸栄養ではなく、糖尿病食、しかも米飯の指示。栄養指導に病室に伺うと、さらにふっくらしたMさんの姿が。この時体重43・7kg（BMI20・2）。車椅子なしで生活しているとのこと。胃瘻からの経腸栄養を施行していた患者さんに食事の指導をすることになるなんて、こんなに幸せなことはないと感じました。最初の入院から約1年。話すことすら難しかったMさんが、今は食事をし、自分の足で歩いている。急性期病院で働く私はPEG造設の前後でしか関われず、その後どうなったか知るすべがないため、Mさんのその後を垣間見ることができたことは大きな励みになりました。Mさん、ご主人、ありがとう。

愛されている老人のPEG

姫路中央病院脳神経外科　医師
西村　卓士

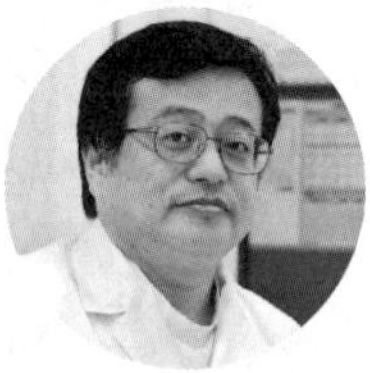

脳外科病棟の患者の高齢化は著しい。今や、入院患者が70歳と聞くと、〝若い〟と感じるほどだ。脳疾患である上に認知症を伴っていることが多く、看護師の負担も大きい。家族はもっと大変だ。人間としての尊厳を失いかけていて、もともとの性格も崩れてきて、家族の疲労度が増すにつれ、熱意も冷めていく。

そんなある日、6年来の認知症（アルツハイマー型）で94歳の女性が慢性硬膜下血腫を来し、入院した。脳外科の手術というと大手術のように感じるかもしれないが、慢性硬膜下血腫は手術手技が簡単で、局所麻酔で1時間もあればできる上、結果も良いことが多く、90代の患者でも行われる。したがって、このケースでも迷いなく穿頭洗浄術を行った。

ただ、術後経口摂取が進まず、言語聴覚士の評価でも経口摂取や薬の内服は困難という報告であった。よく、風邪をひいたからといって勝手にアリセプト®を中断する患者・家族がいるが、それは、認知症を悪化させる。投薬しなかった場合の状態に戻るとされる。なので、レビンチューブを挿入し、確実な内服薬の投与と経腸栄養を開始した。その後、経腸栄養を漸増し、ＰＰＮは漸減した。落ち着いてきたところで、家族（息子夫婦と3人の娘）に病状説明をした。94歳で認知症があるにもかかわらず、家族はとても熱心であった。1日でも長く生きてほしいという。ＰＥＧを勧めたところ、それにはやや消極的で、「できれば胃に穴をあけてほしくない」という。

よほど、ずっと家族に愛されてきた人だったのだろう。その気持ちを尊重し、内視鏡下嚥下機能検査（ＶＥ）を行い、その結果でＰＥＧを施行するかどうか判断しましょうと提案した。ＶＥ当日、家族は4人来院した。ＶＥの画像を一緒に見てもらい、患者の嚥下状態を観察した。結果、嚥下能力は比較的保たれていたが、水分の嚥下にはムセがあった。〝食事は経口摂取で、水分と薬は胃瘻から〟という方法を提案した。家族同士で話し合いが持たれ、ＰＥＧの実施に同意された。迷いがとれ、晴れやかな表情が印象的であった。その後、当院の回復期リハを経由し、現在、在宅療養をされている。

超高齢社会で、認知症を合併した患者の対応に苦慮することが多い。受け入れる家族の環境や事情がさまざまであり、純粋に医学的見地から判断することが困難なためでもある。今回のように、家族の愛情が深い場合、ＰＥＧの前にＶＥを行い、それを家人に見てもらうというのは、良い選択肢になると思う。家族と一緒に悩み、一緒に考えるということの重要性をこの症例から学んだ次第である。

私のお守り

東京医科歯科大学 高齢者歯科学分野　歯科医師
須佐 千明

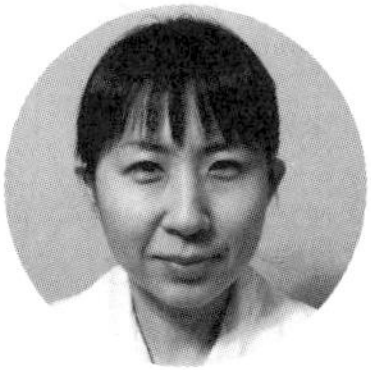

誤嚥性肺炎で入院後に胃瘻を用いた経腸栄養療法による栄養管理が行われるようになったが、口から食べられないか診てほしい、という主訴でAさんという男性の訪問歯科診療が始まった。もともとパーキンソン病があったのだが、誤嚥性肺炎となって以来ほとんど経口摂取をしていなかった。ほとんど、というのはどうしても甘い物が食べたくて、たまごボーロをときどき食べていたのである。初めて訪問した時、「少しでもお食事が食べられるといいですね」と言うと、「いやいやご飯はどっちでもいいんだよ、クッキーを食べたいんだよ」と返された。甘い物が食べたい。リハビリの立派な目標である上に、スイーツはそのままでも食べやすい物が多いので訓練にはちょう

どいい。

初診時は、ときどき食べていたたまごボーロも、ティースプーン1杯分のペースト食でもほとんど咽頭残留してしまう状態で、クッキーまでは長い道のりになるな、という印象であった。かくしてAさんの嚥下リハビリが始まった。

毎日欠かさず真面目に間接訓練に取り組み、1～2カ月でヨーグルトやプリン程度ならなんとか食べられるようになったAさんは、コンビニスイーツを直接訓練に使用して頑張った。訪問するたび、「これ食べてもいいかな」といろいろなお菓子が登場したが、まだちょっと難しいとストップをかけることがほとんどで、もどかしい日々が続いた。半年ほど経つと、刻み食を食べられるまでに回復した。ついには軟らかいクッキーなら食べられるようになり、目標を達成することができた。

その後、食事も水分も経口摂取で十分とることができるようになり、胃瘻は必要ない状態となったが、水分注入を続けていた。Aさんには、経口摂取だけで十分に量はとれているので減らしていったらどうかと提案すると、「胃瘻がないと困るから。だから水分入れるのだけは続けているの。これがあったから生きてこれたの。お守りだよ。また食べられなくなっちゃったら死んじゃうじゃない」と答えた。経管栄養を早くやめて取ってしまいたい、と言う患者さんは多いが、お守りとして大切にとっておく、という考えはとても印象的であった。生きるために、胃瘻を積極的に選択したということなのだろう。

胃瘻造設をして在宅へ戻る患者さんの中でも、嚥下リハビリを受ける機会がなければ、食べられないままとなってしまう。また、リハビリを受けても回復を諦めてしまって訓練が続かない方もいる。なかなか改善しない症例に難渋し、自分の力不足を痛感する時、Ａさんの成功は私にとってとても心のお守りとなって支えてもらっている。訪問診療の場で、こういった方々が少しでも経口摂取ができるよう、手助けをしていきたいと思っている。

胃瘻造設前の胃仮想内視鏡にて初めて進行胃がんの判明した脳梗塞患者さん

三好 博文
ポートアイランド病院　医師

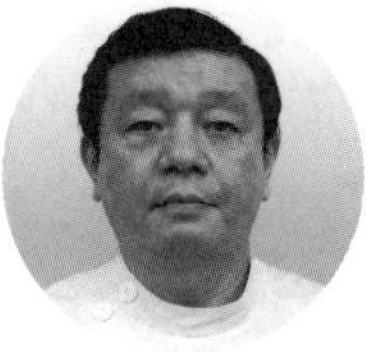

掘田 和也、川渕 好三
ポートアイランド病院　放射線技師

患者さんは、脳出血術後で気難しいタイプの認知症を合併した老健入所中の74歳女性である。平成25年7月、老健施設から痙攣発作のため当院へ入院された。翌日には右片麻痺を来し、頭部ＭＲＩと脳外科診察の結果、痙攣発作後の麻痺(トッド麻痺というらしい)と診断された。経過はすこぶる良好で、翌日には痙攣発作は消失し、3日後には麻痺も消失した。その後、種々の抗てんかん薬の増量にて痙攣発作の頻度は減少するものの、平成26年3月までに計5回の痙攣発作とその後の右片麻痺を来し、療養病棟への入棟となった。5回とも痙攣や麻痺は短期間に改善していた。

療養病棟へ入棟後2カ月間は痙攣発作を来すことはなかったが、平成26年5月末、再び痙攣発作を来すと同時に右片麻痺を来した。毎度のことと思ったが、頭部CT検査では、前回CTと差がなく、今回もまたトッド麻痺と考えた。しかし麻痺は数日を経過しても改善することなく、頭部MRI撮影を行った。その結果、驚くことに発症時になかった左半球の広範な梗塞巣が見られた。意識レベルも著明に低下、痛みに対してもほとんど反応なく輸液の後、経鼻栄養を行った。1カ月間はこの栄養方法を選択していたが、徐々に意識レベルの改善が見られ、何度かチューブを自己抜去した。そこで、家人の同意を得て胃瘻栄養を選択することとなった。当院での胃瘻造設マニュアルに従い、仮想胃内視鏡検査を行うことになった。

挿入されている経鼻チューブから適量の空気を送入。腹部CT撮影および同時に胃仮想内視鏡を行った。その結果、幽門前庭部小彎の進行胃がんが判明した。しかし狭窄はなく、また胃がんに侵されていない胃内腔において十分に胃瘻造設は可能と考え、平成26年7月、ボタン型の胃瘻を造設した。その後、意識レベルは改善したものの、右片麻痺は改善することはなかった。その後の腹部CT撮影にて膵頭部への浸潤も見られたため、手術は行わなかった。現在（平成27年1月）も胃瘻栄養を継続している。リハビリを行うもADL改善は見られず、意識はJCS 2と比較的明瞭であり、胃瘻栄養が適切であったと考える。

【心に残る点】まずは何度も痙攣後の麻痺を発症し、6度目の麻痺はトッド麻痺ではなく、広範な脳梗塞であったことで、残念ながら血栓溶解療法が行えなかった点である。今から考えると、痙攣と麻痺がほぼ同時に発症しており、その経過は今までと少なからず異なっていたようだ。今一つは、仮想胃内視鏡検査にて幽門前庭部の進行胃がんの存在が判明した点である。胃瘻前検査以外にも何回か仮想内視鏡検査を行うが、通常内視鏡より先に診断できた症例は初めてであった。胃の形態学的検査として、仮想内視鏡も使い方によっては少なからず役立つものと感じた。

ＰＥＧ造設時にバンパー埋没症候群を起こしてしまった症例

堀田　直樹
増子記念病院肝臓内科　医師

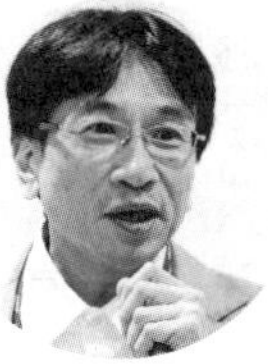

私は、ＰＥＧ造設を始めてから15年近く経過するが、大きな合併症は1例のみ、施行時にバンパー埋没症候群の合併症を経験している。現在もその患者さんは、半年に１回当院に交換に来ていて、２０１４年の８月で8回目の交換も終了し、交換時に、いつもあの日のことが思い出される。

患者さんは、他院からの紹介の当時73歳の女性で、統合失調症の治療歴があり、他院で入退院を繰り返されていた。ある時期より、自力食事摂取困難となり、その後に誤嚥性肺炎を併発し、経鼻胃管からの栄養補給となり、家族のＰＥＧ造設希望で紹介入院となった。当院での造設は消化器内科医２人で施行していた。その頃はプル法のみを施行していたが、某社より術後早期の創部感染を予防するチューブが発売されていて、そのキットを使用すれば咽頭通過時の患者さんの苦痛の軽減およびカテーテルへの細菌の付着も予防できるということだった。患者さんは他院からの紹介で、疾患も当院では悪化した時に専門医がいないこともあり、早期退院を目的に当該キットを使用することとした。

セーフティーチューブを挿入し、バンパーを固定する時になり、造設医師が引っ張った瞬間にバンパーが胃の中から消失した。以前いた病院で造設していた時には、内視鏡は私が持ち、造設は消化器外科医との分担で施行していたので、小さなトラブル（出血が止まらない、バンパーがなかなか固定できないなど）は、外科医の裁量で施行していた。消化器内科医2人で施行していたので、まさか造設時にこんなトラブルが起こるとは想定していなかった。まず、大至急CTを撮像し、バンパーが胃内ではなく、腹壁にあることを確認した。その後、おそるおそるバンパーを引き抜き、その部位に胃壁固定具で糸をかけて、抗生剤投与で経過観察となった。

家族には、施行時に起こった合併症についてインフォームドコンセントし、症状が落ち着いた後に再度造設することを伝えた。その後、腹膜炎や感染症などの合併症も出現せず、再度造設することとなった。その時には、いつも使用していたＰＥＧ造設キットを用いて実施し、その後は、当院のパスに準じた経腸栄養剤投与をすることが可能となり、無事退院することができた。

この時考えたのは、いつものキットを用いて施行していれば、通常のパスで退院できたのではないか、腹膜にバンパーが入った時の処置は、消化器外科医のコンサルトを得ればよかったのではないか（のちに他院でいつも施行していた消化器外科医にコンサルトはしました）、などの疑問が出てきた。なによりも、患者さんに重篤な合併症が起こらなくてよかったと思っている。この患者さんのＰＥＧ交換の依頼の紹介状が来るたびに、あの時のことを思い出す。交換時間は10分から15分ほどのことであるが、今後そのようなことがないようにと実施している。

腐食性食道炎の患者さんの命の源

医療法人社団刀圭会 協立病院診療技術部栄養課
管理栄養士
吉村 由梨

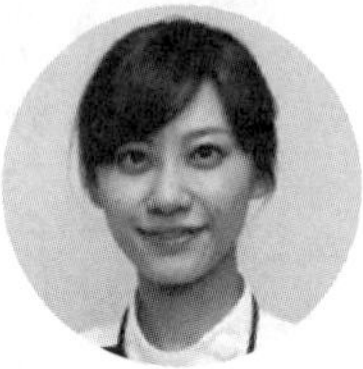

「ミキサー食でいいです。ドロドロしたものでいいから、食べたいです」

最初に出会った時、彼女が口にした言葉だ。精神障害を患うA子さんは、自らの手で漂白剤を飲用し、腐食性食道炎を発症してしまった。食道粘膜の大部分が傷つき、そこには多くの潰瘍が残った。治癒には半年かかると見込まれたため、すぐに経鼻胃管での栄養管理が始まり、受傷4カ月後、胃瘻を造設した。

食事はできなかった。弱った食道粘膜が、少しの刺激で出血するからである。精神状態は不安定なまま、体重減少、身体機能低下、そして嚥下障害を合併してしまった。

健康的な体を取り戻すためA子さんは日々リハビリに勤しんでおり、身体機能は少しずつ改善していった。活動量に合わせて、胃瘻からの栄養量も徐々に増やしていった。毎週体重測定を通してコミュニケーションをとり、必要栄養量を一緒に考えながら体重増加を目指した。

治癒の目安であった受傷半年後、体重は元に戻り、嚥下機能も改善の傾向が見られた。しかし、カメラで食道を見ると、食道粘膜には潰瘍が多数残っていた。A子さんに自信を持って食事を提供できるような所見ではなかった。

私たちは1日でも1食でも早くA子さんに食事を提供できるよう、食道粘膜に対するアプローチについて考えた。そこで、創傷治癒促進効果のある栄養剤を胃瘻から注入し、体の中から治癒を目指すことにした。それは、粉末の商品で水に溶かして摂取するものであり、懐かしいオレンジジュースの味がした。

ここでひらめいた。「これは胃瘻から注入するのではなくて、口から飲んでもらおう」

早速主治医に許可をとり、A子さんには嚥下訓練時に飲んでもらった。とろみを付けた栄養剤を、初めはほんの少ししか飲めなかった。でも「美味しかったです」と、A子さんの笑顔を見た時、一筋の光が見えた。リハビリの時間に栄養剤を飲み始めて

2カ月後、とろみがなくても飲めるようになっていた。そしてカメラで食道を見ると、半年間変わらなかった食道粘膜が劇的に変わっていた。潰瘍がほとんど治癒していたのである。

腐食性食道炎を発症してから8カ月。ようやく経口摂取が再開できた。少量でドロドロのミキサー食から始まった食事は、形のある柔らかい食事へと進み、胃瘻に頼ることなく必要栄養量の摂取が可能になった。でも胃瘻はお守りとして残しておいた。

正解だった。なぜなら、潰瘍治癒による瘢痕化が起き、食道狭窄を生じたため手術をすることになったからである。また食事を中断することになったが、その間もずっとA子さんの栄養状態は胃瘻に守られていた。食道を切って胃を釣り上げる手術をした後、胃瘻は腸瘻へと変わった。

現在は、少し短くもキレイになった食道が、A子さんの栄養状態を支えている。

「胃瘻が詰まった。どうしよう！」必死の電話から生まれた簡易懸濁法

倉田 なおみ
昭和大学薬学部社会健康薬学講座
地域医療薬学部門　薬剤師

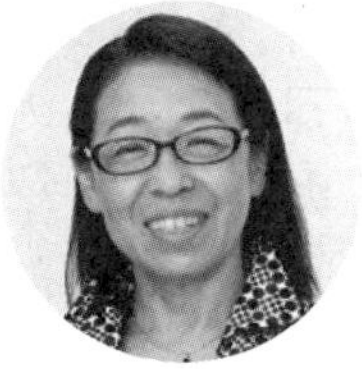

看護師から「胃瘻が詰まってしまった。何とかならない？」という必死の様子の電話があった。１９９７年、昭和大学藤が丘リハビリテーション病院に勤務していた頃のことである。

患者：Ｓ・Ａさん（86歳、男性）
病名：陳旧性心筋梗塞、心不全、脳梗塞、嚥下障害
投与薬剤：パナルジン®細粒（１００mg／回、１日2回）、ザイロリック®錠、アモバン®錠、ラシックス®錠をつぶした粉末、ジゴシンエリキシル®

胃瘻の太さ：12フレンチ

S・Aさんは「お腹に穴を開けるのはいやだ」と言っていたが、担当の看護師の1カ月に及ぶ説明でようやく胃瘻造設を納得した患者であった。S・Aさんは一時退院し、他院にて胃瘻を造設して戻ってきて4日後、薬品注入時に胃瘻が詰まってしまった。温湯によるチューブの洗浄や小児用ガイドワイヤーによる除去を行ったが再開通せず、ほとほと困った看護師が薬剤部に電話をしてきたのである。当時は文献検索がネット上でできる時代ではなく、図書館で経管栄養チューブ閉塞時に消化酵素剤を使うとよいとの文献を見つけた。消化酵素剤のカプセル内の粉末部分を、酵素活性を高めるために酸性の小児用のシロップに溶いて詰まったチューブに1日数回、入るだけを入れてもらった。運良く2日後に再開通したのである。喜んで飛んできてくれた看護師さんに何でチューブが詰まったのかをたずねると、「パナルジン®細粒を注入するといつも詰まる」との答えが返ってきた。〝パナルジン®錠つぶし〟の処方に対し、薬剤師は医師に問い合わせして常にパナルジン®細粒に変更していた。自分たちが調剤している薬で患者の胃瘻が詰まることを初めて知って愕然とした。実験したところ、同じ径のチューブを繰り返し詰まらせた。

「ほかの細粒剤は大丈夫か」、「カプセル内充填薬の大きな顆粒は詰まらないか」と、次々に疑問がわいてきた。この事例が契機となり、チューブ閉塞に関する実験を開始した。その後の簡易懸濁法誕生までの経緯は以下のとおりである。

1997年　チューブ閉塞の経験　⇩　他の細粒剤は大丈夫？

1999年　細粒剤・顆粒剤、カプセル内充填薬（脱カプセルして）の検討：水温21℃

2000年　錠剤のまま21℃の水に入れた時の崩壊性を検討

抗悪性腫瘍薬の検討：カプセルを溶かすために水温55℃に変更し、カプセルごと崩壊

抗悪性腫瘍薬以外のカプセル剤を水温55℃に変更して再実験（カプセルごと崩壊）

実験方法の確立（水温約55℃、崩壊時間は10分以内）

2001年　水温55℃にして錠剤をすべて再実験

経管投与に適する薬品一覧表の作成

簡易懸濁法と命名

12月31日『内服薬経管投与ハンドブック』（じほう）出版により、簡易懸濁法が普及するようになる

日本病院薬剤師会学術第6小委員会（2013年）の調査では、全国726病院の78％で簡易懸濁法が導入されていた。S・Aさんの胃瘻チューブ閉塞から18年、何十年も何の疑問も持たず行われてきた「錠剤のつぶし」は、「簡易懸濁法」へと大きな変貌を遂げ、広く普及するようになった。この1症例が、全国の経管投薬法を変えたのである。

『ポン！』という音がして抜けたＰＥＧカテーテル

井上 善文

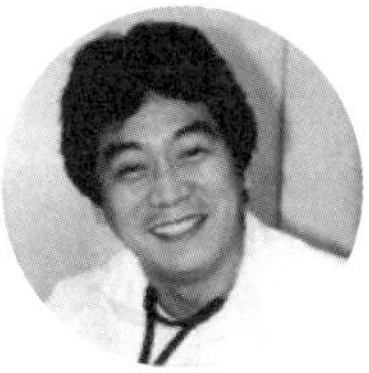

私が最初にＰＥＧで経腸栄養を行ったのは、ちょうど20年前、１９９４年のことです。アメリカ留学から帰国し、これからバリバリ臨床をやろう、と思っていた頃です。ＰＥＧという手技が、日本でそろそろ普及しそうだ、という頃でした。ＰＥＧの手技は完璧に理解し、適応症例はいないかな、と待っていました。ちょうど、脳外科の医師から、胃瘻を作ってくれないかという依頼がありました。それまでもこの施設では胃瘻造設術は実施していたのですが、開腹手術での胃瘻造設でした。脳外科の部長に、ＰＥＧで胃瘻を造りたいと申し出たところ、非常に前向きな先生で、「いいんじゃないか」と許可していただきました。くも膜下出血後の患者さんで、60代前半の女性でし

た。PEGを造設して、1カ月ほどで転院していかれました。

その後、半年ほどしてから転院先の担当医から電話がきました。「嚥下機能が回復して、食事ができるようになったので、胃瘻がもういらなくなった」ということでした。「へえぇ、胃瘻がいらなくなる、そういうこともあるんだ」と思いながら話を聞いておりますと、「胃瘻のカテーテルを抜きたいんだけど、どうしても抜けないから抜いてください」ということでした。「わざわざ抜くためにこっちへ来ることはないですよ。引っ張ってください。思い切って引っ張ってください。引っ張ったら抜けますから」と答えましたが、「いや、引っ張っても抜けないんです、どうしても抜けないんです、お願いします」ということでした。「わかりました、お待ちしております」

患者さんがご主人と2人で外来へ来られました。すっかり顔つきもよくなり、「食事ができるようになりました。胃瘻のおかげで、体重も減らず、食事ができるようになりました」とのこと。「そいじゃあ、胃瘻の管を抜きましょうかね」「大丈夫ですか？」「心配いりません。簡単ですよ」と言いながら、カテーテルを指に巻きつけて一気に引っ張ると、『ポン！』という音がして抜けました。当たり前なんですが。患者さんもびっくり、ご主人もびっくり。「もう抜けたんですか？」「抜けましたよ。簡単だったでしょう?」「はい。向こうの病院の先生は、一生懸命引っ張るんですが、どうしても抜けなかったんです。気の毒なくらいでした」「いや、経験がないからなんでしょう。じわじわと力を入れてなかったですか?『ポン!』という音がするくらい、一気に引っ張るんですよ。それがコツです」当時は、PEGカテーテルを抜去する、という経験がない医師がほとんどだったのです。

初めてPEGを施行し、初めて経口摂取が可能となって胃瘻カテーテルを抜去できた患者さんでした。私自身は外科医で、こういうくも膜下出血後の患者さんを長期間診た経験があまりなかったからなのかもしれませんが、胃瘻カテーテルを抜くことができるようになる患者さんもいるんだということを実感した、初めての患者さんだったのでよく覚えているのでしょう。その後、こういう患者さんを数人経験したため、私が当番世話人であった第10回関西PEG研究会は「明るいPEG・栄養」をテーマとしました。PEGを造設し、離脱できた患者さんについての発表が何題かあ

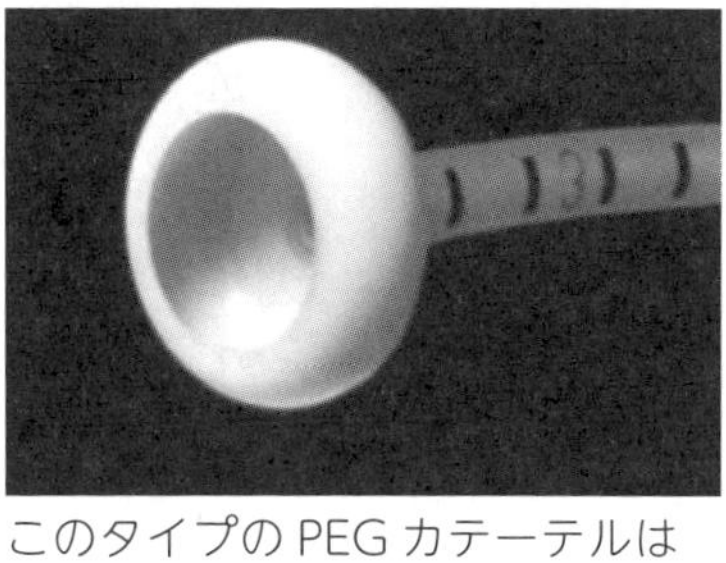

このタイプのPEGカテーテルは『ポン!』と音がして抜ける。

りました。ＰＥＧを用いた経腸栄養管理から離脱できた患者さんについて議論したのは、おそらく関西ＰＥＧ・栄養研究会が最初であったと思います。

関西ＰＥＧ・栄養研究会は、日本の胃瘻と栄養管理の領域の先頭を走っている、今でもそう自負しているのです。

第4章
経腸栄養管理——1

経腸栄養管理にまつわるさまざまな
エピソードを集めました。

腎臓病患者さんと経腸栄養

聖隷浜松病院腎センター内科　医師
磯﨑　泰介

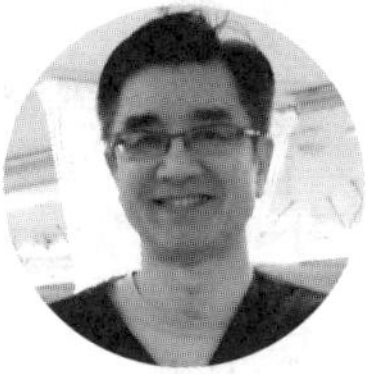

腎臓病診療において、栄養療法は生活習慣の改善・薬物療法と共に治療の三本柱をなし、永遠のテーマである。腎臓病では、腎機能低下につれて尿毒性物質の蓄積や電解質異常を伴うため、たんぱく質や食塩・カリウムの過剰な摂取を抑える必要がある一方、ＭＩＡ（malnutrition, inflammation, atherosclerosis：低栄養状態、炎症、アテローム性動脈硬化）症候群など低栄養に陥りやすく、栄養療法には経腸栄養剤の活用が重要である。

20年前（１９９４年）、米国での基礎研究「低たんぱく質食ラットにおける新規腎尿細管尿素輸送体の発見」後に帰国し、臨床に戻った私を待っていたのは、腎臓専門医への遅すぎる紹介のため、知らぬ間に末期腎不全となった患者さんたちの「何か透析を遅らせる手段はないのですか?」という悲痛な声だった。

まだ慢性腎臓病（ＣＫＤ）や病診連携の概念もなく、レニン・アンジオテンシン系阻害薬はカプトプリルのみ、保存期ではエリスロポエチン製剤は治験が始まった頃である。

勤務先でただ一人の腎臓専門医として、24時間３６５日オンコール、病棟・外来・当直・血液透析・シャント造設術・腎生検を行い、恩師 W.E. Mitch 教授著『Handbook of Nutrition and the Kidney』を頼りに、腎臓病の栄養学を初歩から学び直した。元気一杯の管理栄養士Mさんの協力を得て、病理解剖室脇の小さな調理実習室で「腎不全教室」を開始した。15年前に現施設に移り、ＮＳＴ創設後は腎臓病から全疾患に広げて栄養管理を勉強させていただいている。

蓄尿結果と食物日記からのたんぱく質摂取量が合わないので、よく聞くと「ハム1枚」の厚さが3㎝（！）だったAさん、カリウム制限内でも大好きな果物が食べたくて「ミカンを茹でこぼして食べたらマズイですな～」と研究熱心な92歳のBさん、透析導入後も密かに低たんぱく質食を続けて低栄養になり経腸栄養剤で復活したCさん、腎不全用と一般用の経腸栄養剤をブレンドして半固形化できたDさん、さまざまな方が思い出される。

今年、最も心に残った方は、38年間、当院で通院透析をされたEさんである。日本（すなわち世界）最長透析記録43年に迫る記録であり、夫と二人三脚での療養の賜物である。そんなEさんが、全身骨関節合併症（脊柱管狭窄症、骨粗鬆症など）、重症感染症（腸腰筋膿瘍・感染性膝関節炎・敗血症）を生じ、全身痛・食欲不振で入院した。抗菌薬・排膿ドレナージ・IDPN（透析時静脈栄養）・疼痛管理を行ったが、食欲が戻らない。経腸栄養剤・経管栄養・経静脈栄養を考慮したが、Eさんは人間としての証として口からの食事を強く望まれ、一旦は摂食量が改善し、26病日にIDPNも中止できた。しかし44病日、透析中に痙攣発作が出現し透析継続困難となった。感染症の増悪・急性消化管出血も生じ、第48病日に夫に見守られて永眠された。周囲の誰もが「生ききった」と感銘を受けた見事な最期だった。

医療者が栄養介入する際、栄養の投与量・内容・投与経路だけでなく、患者さんが食について大切にしていること、食にまつわる記憶・食事を共にする人・食事をとる環境なども配慮する必要がある。「栄養素」補給でなく、可能な限り「食としての」

栄養補給を心がけたい。今年で医師になって30年だが、患者さんから学ぶ日々は、明日も続く。

パーキンソン病の栄養管理には難しさと同時に面白さがある

望月 弘彦

クローバーホスピタル消化器科・ＮＳＴ 医師

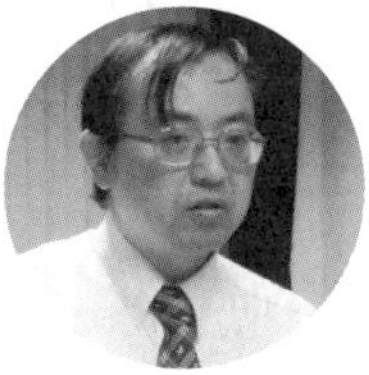

前任地の横須賀北部共済病院でＮＳＴを立ち上げたのが、10年前の２００４年であった。赴任した当時はＩＣＤ（infection control doctor）を取得した直後で、ＩＣＴ（感染対策チーム）を立ち上げたいと思っていた。希望どおり感染対策委員会への参加が認められたが、学位論文が「肝切除後感染症の予防における術後早期経腸栄養の意義」だったためか、前任者から栄養管理委員会も引き継いだ。そこでは、ＮＳ

T稼働に向けた検討が始まったばかりであった。消化器内科医が委員長をしていたので、お手伝い程度と気楽に構えていたのだが、NST稼働直前、その消化器内科医が開業するために辞職してしまった（！）。そのため、思いがけずNSTのチェアマンを引き受けることに。

そんななかで出会ったのが、70代のS状結腸がんによる腸閉塞の男性患者さんである。腸閉塞の診断で消化器内科に入院し、イレウス管を挿入した状態で、2週間以上末梢輸液で管理されていた。パーキンソン病の既往があったが、パーキンソン病治療薬も中断されていた。開眼と発語はあったが、反応が鈍く、会話はできない状態であった。直ちにTPNを開始し、翌週手術を行った。吻合は危険と判断、S状結腸切除＋人工肛門造設術としたが、術後の経口摂取が難しそうなので、術中に胃瘻を造設し、手術直後から経腸栄養とパーキンソン病治療薬の投与を開始した。術後に嚥下訓練を開始し、お楽しみレベルでのゼリーの経口摂取が可能となったが、経管栄養の状態で自宅へ退院した。TNT（total nutritional therapy）研修会で得た知識や、初めて参加した大阪での第19回日本静脈経腸栄養学会での経験が役に立った、と感慨深かった。

驚いたのは、6カ月後に胃瘻カテーテル交換目的に再入院した際であった。奥様が自宅でせっせと嚥下訓練を進めておられ、入院中に嚥下機能の再評価をしてほしいという在宅主治医からの要請とともに入院してきたのだ。再評価の結果、嚥下食で3食経口摂取可能な状態になっていた。予想以上の回復に、在宅だからこそ許される自由さとパーキンソン病治療の奥深さを感じさせられた。

外科を離れ、消化器科医として勤務しているクローバーホスピタルでは、パーキンソン病の患者さんを受け持つ機会が増えた。時間経過で薬の効果が薄れるウェアリング・オフ現象を解決する目的で、薬の投与ルートとしての胃瘻造設の依頼があった患者さんは、胃瘻造設後1年ほどで経口摂取はできなくなったが、5年経過した現在も在宅療養を続けている。脱水症で入院し、無反応な状態だったのが、輸液とドーパミン製剤の点滴投与で見違えるように回復する患者さんも少なくない。一方、頸部後屈や唾液誤嚥のために経管栄養を漸減し、さらに水分補給ゼリーのみとすることで穏やかな最期を迎えることができた患者さんもいる。

このように、パーキンソン病では患者さんの状態や療養環境に合わせたオーダーメイドの栄養管理が必要である。難しいが、その栄養管理は腕の振るい甲斐があるところでもある。

私が心に残る胃瘻患者・家族との出会い

杉田 尚寛
公立能登総合病院　薬剤師

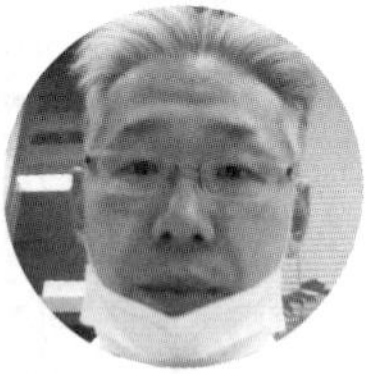

今でも心に残る胃瘻症例は、在宅で胃瘻管理をしながら関わった患者・家族と多職種の出会いです。長年、便通と食物繊維の関係に興味を持ち、胃瘻患者への排便管理に活用できないかと考えていました。

今回語る患者が、排便管理に難渋していた症例でした。訪問医師・看護師に相談し市販品（ファイブミニ®）を利用して排便管理・ビタミン類の補充に取り組む提案をしました。家族への説明にも参加し、市販品の購入も了解していただきました。在宅初日から私も訪問し、週3回のペースで訪問しました。この訪問を通して、チーム医療において薬剤師も重要な役割があることを感じました。訪問を通して家族の方からお薬や健康食品をはじめ健康に関する相談を受けることもありました。在宅医療は、患者だけでなく、その介護されている家族も含めた医療であると思いました。訪問するたびにおばあちゃんは、おじいちゃんの耳元で、「胃瘻だけでなく栄養や排便も見に薬剤師の先生が来てくれたよ」が口癖でした。おじいちゃんの意識レベルでは理解できないとわかっていても、夫婦の絆を感じました。一方、個人的にはうれしい反面、責任感が大きいことも感じました。

ある時からおじいちゃんの排便とチューブに変化がみられました。便の性状や下痢の軽減が見られ、チューブに吸着するタンパク凝固もなくなり、おじいちゃんのチューブに着色が見られました。本来ならばこの段階で、「栄養量を見直し、微量元素・ビタミン類の評価は」と考えたい頃でした。しかし、栄養サポートチームの概念もない時代でした。医師や看護師へ薬剤師として提案できることは、検査値依頼と胃瘻を活用した食事（お楽しみ程度）でした。例えば、アサリ・ハマグリのお吸い物（身はおばあちゃんが食べる）などを胃瘻から投与することを提案しました。家族にとって、胃瘻からの投与には少し不安がありました。しかし、おじいちゃんに語りかけながら食事（お楽しみ程度）をする喜びを経験できたと家族から言われました。おじいちゃんが亡くなられた後でわかったことですが、胃瘻を活用した食事を一番喜んだのはおばあちゃんだったそうです。胃瘻から投与する不安はあったが、「薬剤師さんの提案してくれた食事が嬉しかった。少しでもおじいちゃんと食事ができて良かった」と周囲に話されていたと聞きました。また、「おじいちゃんは胃瘻を造り、限られた日々でしたが自宅で過ごせたこと、多くの方々に本当に大事にしてもらった」とおばあちゃんは周りの人たちに語っていたことも。私にとっては「胃瘻造設して良かった」と家族が喜ぶ笑顔が今でも心に残る経験でした。

現在も心に残る症例をいくつも経験しています。心に残る症例から、私は「胃瘻患者の目線に立ち、胃瘻患者から学び、その学んだことを胃瘻患者・家族へ返すことが医療従事者の使命である」ことを今も学び続けています。

療養病棟の主と言われていたKさん

三村 卓司
金田病院 医師

Kさんは、お子様の小学校の運動会の時に脳卒中で若くして倒れ入院、長期間入院継続をされていました。当院入院期間は1万日超え（約30年）の入院でした。毎年年末年始にはご家庭で過ごされるという、比較的ご家族のご理解もある方でした。お子様も成人され、悠々自適の入院生活でした。

初めて私がお会いしたのは、教室の研究室からアルバイトで来ていた約20年前のことでした。すでに入院から10年を経過され、麻痺や言語障害等を抱え、なおかつ気管切開をされてました。アルバイト勤務の私の仕事は、気管カニューレ交換、褥瘡処置、そしてコミュニケーションでした。栄養は当然のごとく経管栄養でした。その経管栄養はその間ずっと「経鼻」でした。

気管切開をしていたとはいえ、一音ずつの発語で漏れてくる空気で言葉を伝えようとされました。なかなか聞き取りにくく、非常にコミュニケーションの難しい方でした。気管カニューレ交換の時も、思い切り咳き込んでくれたので、何度も「被曝」しました。また機嫌が悪いと癇癪を起こして、それは器用に経鼻胃管を自己抜去され、にやっと、したり顔をされていました。看護師も心得たもので、「またぁ…」と言いながら挿入していました。しかも決まって左の鼻腔からです。その当時から鼻の変形と、特徴ある風貌が印象的でした。

約13年前に当病院に常勤勤務になった時に、まさに運命的な再会で無事「主治医」になりました。その間、時代の流れの中で、いわゆる胃瘻造設の話もあったようですが、頑なに拒否、私が受け持った際にも一応お話ししましたが拒否。左の鼻孔は見事なくらいに変形し、「経鼻胃管用」の溝ができていました。時代の流れの中でもマイペースな療養をされ、やがて遅まきながら濃厚なリハビリテーションを施されることとなり、理学療法士（ＰＴ）との交流で発語も次第に上手になってこられました。ＰＴのＩ君曰く「Ｋさんの言葉は解釈できる」と。私には困難でしたが、病棟の看護師さんたちも長年のおつきあいで、いわゆる阿吽の呼吸でわかったそうです。主治医の私だけがお恥ずかしい状況でした。

1万日をはるかに超えた入院ともなると、すでに病棟の主、マスコット的存在となり、家族同然での扱いとなってしまうものです。日常の業務の中でもKさんのケアにはスタッフもある意味、「癒されて」いた感があったようです。

そんなKさん、これまで不思議とほとんどなかった誤嚥を起こして、呼吸状態が一気に悪くなりました。一度はリカバーしたものの、急激に腎機能の悪化を認め、入院日数1万1300を超えたあたりから状況は急変し、そのまま眠るように旅立たれました。多くの療養病棟患者さんのご家族は、仕方ないとある意味冷めたご家族が多いなか、親戚その他大勢集まられ、涙を流されているのを見て、愛されていた方だな、ということを強く感じた患者さんでした。

経鼻栄養により家族の望む在宅看取りを果たすことができた一例

栗井　一哉
栗井内科医院　医師

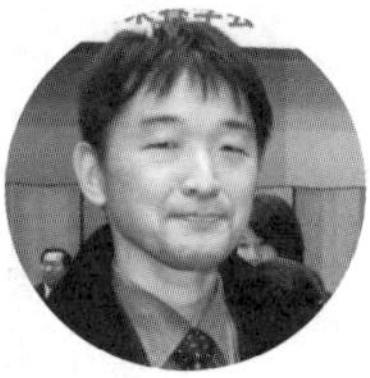

症例は90代女性。比較的お元気にこれまで過ごしていたそうだが、数カ月前に脳梗塞を患ってから活気がなくなり、寝たきり状態となってしまった。食事も進まなくなり、栄養相談で娘さんが外来にやってきた。何か別の病気が隠れている可能性は別として、積極的に栄養治療を行うか否か、お話しした。ＰＥＧ、経鼻栄養、老衰としての看取りの三者について主に提示したが、「この年齢で胃瘻の手術はできればしたくない、でもできることなら少しでも元気になって、家でいる時間を作ってあげたい」ということだった。「じゃあ、試しに経鼻栄養をやってみましょう」と、いつもの8フレンチのポリウレタン製のカテーテルを小腸に留置し経腸栄養を開始した。普通の

半消化態栄養剤を、時間100㎖で滴下させた。経腸栄養関連の合併症は皆無で、2週間ほどの入院期間による経腸栄養で、顔色や肌の色つやなど栄養のパラメータは改善の兆しを見せ、何となく元気そうになったが、経口摂取の再開までには至らなかった。また、ご本人が経鼻チューブに手を伸ばすこともなかった。

「このままがいい！」と言う娘さんの希望で、在宅へ移行となった。娘さんが外来に定期通院され、デジカメ写真による遠隔診療の経過観察となった。寝たきりから、座位が可能になるなど、案外良好に経過していたようだった。相変わらず経口摂取はしないが、良い表情で終日過ごされていることで、娘さんの喜びは大きいようだった。半年ほどして、静かに自宅でお亡くなりになったことを娘さんが報告に来た。こんな最期も、悪くないなあ。

最大の目標は家に連れて帰ること、そのために安定して栄養をとる方法を

吉田 真佐子
大阪労災病院 管理栄養士

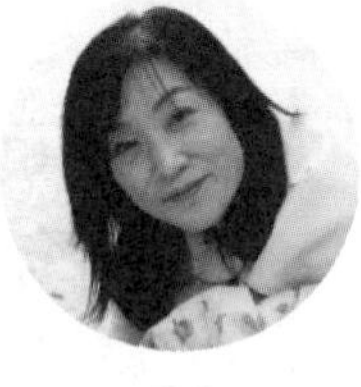

私が担当した80代の女性患者さんは、急性期脳梗塞で当院に救急入院となった時点で中等度の栄養不良を認めていました。入院までの4年間、50代の娘さんは訪問看護を受けながら一人で在宅介護をされていましたが、入院当初より経口での栄養補給そして自宅退院への強い希望を持っていらっしゃいました。

主治医は経腸栄養で栄養状態の立て直しを提案しましたが、お二人の希望を尊重して、言語聴覚士と管理栄養士のサポートのもと経口摂取が始まりました。ですが「普通のごはんを食べさせたい」というご家族の意向と、本人の嚥下レベルで摂取可能な食事との間には大きな隔たりがありました。言語聴覚士が判断した食形態しか本当に

食べられないのかという娘さんの思いが見え隠れし、病院食だから食事が進まない、栄養指導はいいので補助食品だけ紹介してほしい、など強い退院希望のもと20日ほどで退院されました。すぐ病院に帰ってこられるかもしれないという不安を抱えたまま、本来チームを築かないといけない我々医療スタッフと患者さん、その家族の間には信頼関係が築けないままでした。

悪い予感は当たり、3カ月ほど経った頃、高度の栄養不良、著明な胸水貯留を認めて再入院となりました。今回も経腸栄養に対して「どうしたらいいか迷います」「頑張って食べさせますので口から食べさせたい」と娘さん。全身の浮腫著明、見た目にも倦怠感の強いお母さんの現状を改善するためには一時的でも経腸栄養が必要との説得に「わかりました。本人を説得してみます」と、〝本人を説得〟と言いつつも、娘さん自身が迷っている様子でしたが受け入れの決心をされます。

決め手は〝最大の目標は家に連れて帰ること、そのためには安定して栄養をとる方法を見つけなければならない〟と娘さん自身が納得されたことでした。これを導き出すために我々スタッフは何度も本人と家族の思い、希望を聞き取りました。そして娘さん自身の言葉を娘さんに返していくことでそのことに気づかれたようでした。目標とそれを叶えるための手段が明確になると娘さんと我々スタッフの信頼関係が急速に築かれていったように思います。見た目にも栄養状態が少しずつ改善し、経口摂取を始められるようになったことで、信頼関係はさらに強まりました。積極的に娘さんは経鼻経腸栄養の手技を学ばれ、我々も少しでも希望に近い食事内容になるよう娘さんが持参された調理器具で一緒に調理してみたりと、退院前には経腸栄養と食事を併用して栄養を確保する術を身につけられ、希望通り自宅へ退院されました。1年以上経過した今もほぼ経口摂取で栄養がとれるようになっています。

私自身は母の介護をしていた際、きちんと母の希望を医療者に伝えられなかったのではないかという思いが、母を亡くして10年以上経過した今でも頭をよぎることがあります。先入観を持つことなく、いつも真っ新な気持ちで患者さんとご家族に寄り添いたいと思います。

現在進行形の栄養管理

福井厚生病院　管理栄養士
天野 美鶴

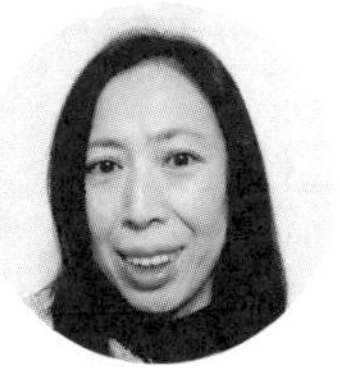

急性期病院で両側頸部郭清術、咽頭食道摘出手術、遊離空腸による再建術をされ、新たに右上肺野にがんが出現し放射線治療後、リハビリ目的で当院に転院された70代女性と出会った。咽頭機能は手術により喪失し、コミュニケーションは筆談。理由あって子どもとは縁を切られ、一人暮らしで生活保護を受給されていた。ＢＭＩは17・6と痩せていて体重は40kgしかなかった。栄養は胃瘻からの注入だが、嚥下食を少量摂取されていたようだ。

重湯・味噌スープ・経口栄養剤などを提供されていたが、咽頭への逆流があり、食事摂取量は増えなかった。そして、あと2週間後には転院前の病院で、転移した肺への化学療法を通院して行う予定となった。リハビリも進まず、一人で生活するには時間が足りない。介護保険を申請しても認定度が低く、自分で栄養剤を注入する必要がある。最小限のコストで生活していかなくてはならない。入院中から注入時間を短縮し、リハビリ時間を確保する目的で栄養剤を寒天で固め、自分で注入する練習を始めた。胃瘻はボタン式で自分のお腹が見えない。手が震え、注入を終えるには1時間かかった。黙って頑張っているのを見ているのがつらかった。退院して外来通院でなければ、化学療法はできない。私たちは現在の医療システムに腹立たしさを感じていた。この時、私の隣にいた担当看護師の目から涙が溢れていた。どうして上手くいかないんだろう。

退院後は、当院でまだ採用されていない医薬品の半固形栄養剤を加圧バックでと考えた。試供品を試みようとしたが、プラグが大きい。加圧バックは使えない。皮肉にもプラグは来年（2015年）1月に発売予定と…。仕方なく薬価の半固形栄養剤をシリンジで注入することにした。

主治医が一言、「前病院で医薬品の半固形栄養剤は採用してるのか？」と。主治医の勘は見事に的中。私の計画は壊れ、泣きたくなった。一方、彼女は右腕、右肩に湿布を貼りながら、寒天で固めた栄養剤を30分で注入できるようになっていた。泣きたいのは彼女の方だった。

　寒天で栄養剤を固める時にお湯を使うので、栄養剤用のトロミ剤に作戦変更。コストも購入方法も比較検討した。看護師見守りのなかの注入も順調に進んだ。「力がついてきたね。手を握ってみて」と手を差し出すと、冷たい手で力強く握り返してくれた。看護師とシリンジの洗浄も練習した。退院時、主治医は医薬品の半固形栄養剤を臨時で処方。どちらの栄養剤でも完璧な準備ができた。そして、いよいよ前病院の診察日に合わせての退院。みんな心配な気持ちで見送った。

　その日の午後、社会福祉士から「彼女は診察後入院になった」と連絡があった。私たちの在宅への支援は水の泡になったと愕然とした反面、化学療法をしながらの通院は心配だったので、安心した気持ちもあり、複雑だった。私は入院した病院の管理栄養士に、今までの状況と私たちの想いを伝えた。そこからまた、彼女への栄養管理は続く。

水分管理の重要性を教えてくれた患者

林　宏行
日本大学薬学部　薬剤師

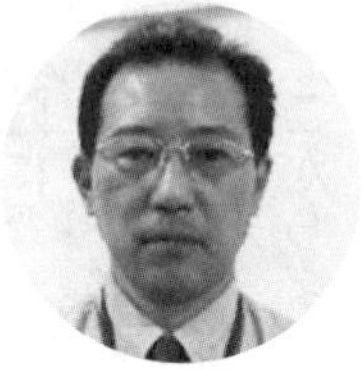

たくさんの経腸栄養の患者さんに出会ってきました。クローン病でエレンタール®のフレーバーを色々混ぜて飲んでいた患者さん。「おいしいっすよ」って差し出されましたが、これは役得じゃなくて、役損だね。食道がんの術前にインパクト®を5000㎖飲んでくれた患者さん。みんな頑張っていました。

でもやっぱり、一番心に残っている患者さんは82歳のSIさん。芸能人でいうと黒柳徹○さん風。しっかりしているけど、なんか違っている。認知症はないけれど、脳硬塞があって嚥下がどうしても難しくて、胃瘻になった患者さん。ビスケットとかを食べては誤嚥してる。「あらっ、これは昔から食べているから大丈夫だと思ったのよ～」って。な、わけないでしょ！身長142㎝、体重29kgと痩せていて胃瘻からのエンシュア・リキッド®で管理をしていましたが、ちょっと量が多くて、ウプウプしてる。NSTが出した栄養量は1200キロカロリーで、主治医は750キロカロリーでいいって…大喧嘩。1200キロカロリー出してくれたら、案の定、逆流しちゃって…面目ない。それじゃあって、エンシュア®・Hで帰ってもらいました。「ちゃんと水は入れてもらわないとね」って言ったのに、1週間後には高度の脱水で帰ってきちゃいました。脱水ってほんとにアルブミンも尿素窒素も上がるのですね、というのを教えてくれたのもSIさん。老人ホームの看護師さん、しっかりしていると思ったんだけどなー。今だったら近森病院の宮澤先生なんかのデータを使って、先湯で経口補水液を入れてるんだろうけど、その頃はそんな知恵もなかったので…。

患者さんを管理するのって、難しい。NSTでは当たり前でも、世間では当たり前じゃないってことを思い知らされました。その後、SIさんの脱水は改善して再び退院。今度は、エンシュア®・Hはこの時間に何時間かけて注入して、後湯をしっかり入れてくださいと患者さんと施設の看護師さんにきちんと指導をして帰しました。

NSTの回診って何人もの医療者が押し掛けるのですが、患者さんやご家族にきちんと説明してから回診しないと、何の集団だかわからない。回診中も、きちんと患者さんに今の状況を説明して…。そういうことを聖マリアンナ医科大学西部病院の森看護師長は最初からやっていた気がします。普段から患者さんに教育していくことも必要だと思います。医療者って「タカビー（高飛車）」なところがあるから気をつけないといけません。SIさんのみならず、患者さんから教えてもらうことって医療のことだけじゃなくてたくさんあると思います。患者さんの全ての思考や行動を把握できるわけではありませんが、痒いところに手の届く医療者はやっぱり良い医療者だと思います。そういう薬剤師を育てたいなあと思います。

栄養管理において、多くの治療手段を持つことの重要性を教えてくれた患者さん

星　智和
中島病院外科　医師

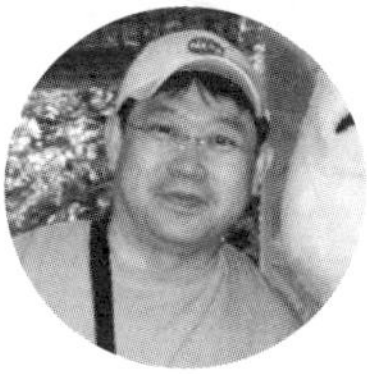

栄養管理においても、多くの治療手段を適切な時期に提供できることの重要性を再認識することができ、栄養管理に関わる医師としての活動目標を示していただきました。また手術から終末期までを担当させていただいたことで、自立した人生の過ごし方、素晴らしい人生の幕の引き方を教えていただきました。

その患者さんは60歳代の女性で、一人暮らしで自立した生活をされていました。出会いは出張先の病院でした。食道胃接合部の狭窄で、内視鏡的拡張が繰り返されていました。生検ではがんの診断ではありませんでしたが、狭窄が強く、手術適応ではないのか、とのことでした。私は以前、限局したスキルス胃がんであった同様な症例の

手術経験があり、すぐに当時勤務先であった大学病院での手術予定にしました。胃潰瘍で胃切除術の既往があり、開腹手術を行いました。手術時所見では既に腹膜、胸膜への浸潤・転移があるがんで、治癒切除は困難でした。食事ができる状態で退院され、化学療法を継続しました。紹介元の病院で、出張医として治療も担当させていただきました。その後残念ながら、胸膜転移が増悪して下部食道の狭窄が生じ、十分な食事が困難になりました。親戚の方の力を借りて、自宅でできるだけ過ごしたいとの希望があり、静脈栄養管理でなく在宅管理が容易な空腸瘻の造設手術を希望され、手術を施行、自宅で栄養ポンプを使用して栄養管理が始まりました。その後、狭窄がさらに強くなり唾液が逆流するようになりました。PTEGによるドレナージを提案すると、すぐに希望されて施行しました。栄養は空腸瘻からの経腸栄養、口からの少量の飲水が可能で、全身状態が悪化して歩行が困難になるまで自宅で過ごされました。入院時には「全ての整理をしてきました」と話されて、満足した笑顔で入院されました。

在宅での医療も可能であることは説明しましたが、「人に負担をかけてまで生活をしたくない。できるところまでは自分で、後はスタッフがいる病院で過ごしたい」と話されました。最近は在宅医療が話題で、推進されていますが、少子高齢化、核家族化の進んだ現在、家族の負担があって成立する体制であることも事実です。この方の選択は、終末期医療を含めて在宅と病院の医療の関係についての将来像を示しているように感じました。

縁があり、この患者さんが通院していた出張先病院に勤務移動となりました。多数症例を経験できましたが、書類上での活動が多かったと反省する大学時代のＮＳＴ活動から、小病院での活動となり、栄養管理への関わりも迷いがありました。そんな中でこの症例を経験し、実際に自分が多くの手技を行い、迅速な対応ができ、結果も感じることができました。こんな解決法があると説明できた時の患者さんの希望を取り戻せたような顔、実際に自宅へ退院が可能になった時の笑顔は忘れられません。

頸髄損傷後、本人と家族の思いを支え、胃瘻を造設して、経口摂取ができるようになるまで

小寺 由美
福井県立病院　管理栄養士

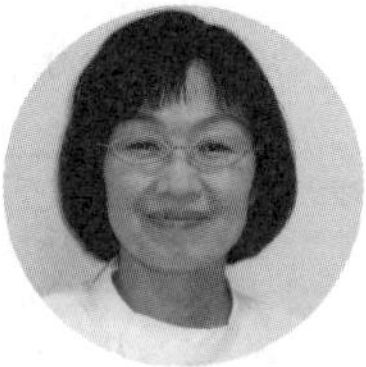

交通外傷で搬送された20代男性。頸髄損傷（C４前方脱臼骨折・完全麻痺）の診断で、気管内挿管されて人工呼吸管理となりました。しかし、意識はほぼ清明で、口の動きでコミュニケーションがとれるような状態でした。

入院２日目に頸椎後方除圧固定術、気管切開術が施行され、翌日には経鼻胃管から１キロカロリー／mlの半消化態栄養剤の投与が開始されました。７日目には１２００キロカロリーまで増量され、そのまま継続されていましたが、推定栄養必要量は満たしていなかったので、ＮＳＴからは高濃度経腸栄養剤の使用と、早期の胃瘻造設を提案しました。しかし、主治医が本人に病状の詳しい説明もしていなかったので、胃瘻

造設についても説明されず、胃瘻は造設されませんでした。状態安定後の嚥下機能評価では経口摂取は困難と判断されました。

一方、リハビリ開始とともに自分の状態に気づいていく本人を見守られていたご家族は、「できることをやってあげたい」と、治療への参加を強く望まれました。その方法として、NST回診時に「いつも家で飲んでいた健康食品を自分の手で入れてあげたい」との強い申し出があり、栄養量を記載した資料を持って来られました。NSTで改めて内容を調べ、投与に問題がないことを確認し、栄養剤投与前に注入することと、前後の白湯でのフラッシュ方法についても併せてお伝えし、以後お母様による注入が始まりました。

入院10日目に熱発され、誤嚥性肺炎の疑いで栄養剤投与が一旦中止されました。NSTからは、再開時は熱量を確保しつつ投与量を減量するために高濃度経腸栄養剤の使用と、中断中の末梢静脈栄養のメニューを提案し、開始されました。中断から12日後に解熱し、高濃度経腸栄養剤を低速で再開しました。しかし、その後も胃食道逆流に伴う肺炎による中断を繰り返し、必要量の栄養投与ができない状態が続き、低栄養が進行しました。そこで主治医とNSTより、本人と家族へ胃瘻の利点と必要性について説明したところ、直ちに受け入れられ、入院36日目に胃瘻を造設しました。

リハビリ時間を確保するために、半固形状流動食を選択しました。肺炎や消化器症状を合併することなく、順調に目標量の1800キロカロリーまで増量することができました。栄養状態の改善とともにリハビリも進み、入院48日目には人工呼吸器から離脱できました。ご家族が希望されていた健康食品は継続して投与され、それがご家族の心の支えになっていたようです。

入院71日目の嚥下機能評価で、少量なら経口摂取が可能と判断され、ゼリーの摂取が開始されました。ご本人は、経口摂取できたことを非常に喜び、「めちゃめちゃうまかった」と笑顔で話されました。その後も胃瘻からの注入を主としながら少量の経口摂取を併用し、入院78日目に転院されました。

初回のNST回診時に自らの手で健康食品を入れてあげたいとおっしゃったご家族の表情は、真剣で愛情に満ちていました。本来なら、病院で提供するもの以外の摂取はお断りすべきだったかもしれません。しかし、このことが、急に目の前に起こった悲劇からご家族を支え、その家族の愛情がつらいリハビリを続ける原動力になったように思います。

超高齢患者さんに、より良い最期を迎えていただくための経腸栄養

神戸掖済会病院　管理栄養士
高橋　留佳

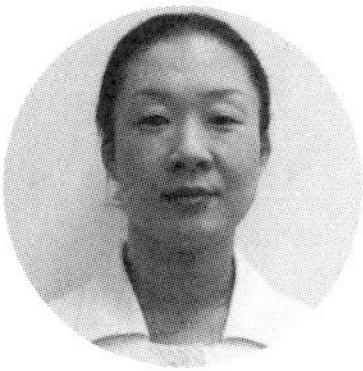

当院では数年前からのNSTによる積極的な啓蒙活動の成果か、早期経腸栄養（EN）が普及しつつあります。特に脳外科では入院早期のリハビリ導入とともにENも積極的に行われています。そんななか2014年8月、98歳の女性が外傷性くも膜下出血で当院に救急搬送されてきました。主治医からは早速ENの依頼がありました。超高齢患者さんで予後も不良、当院での看取りも考えられていたなかで、「ENが必要なのか？」と頭をよぎりましたが、もちろん主治医の方針に沿いENを開始。液体栄養剤を低速で開始したところ、水様性の下痢が多量に出現してしまいました。対策に悩んでいたところ、ちょうど新しいタイプの栄養剤として発売されたマーメッド®を

試験的に使用していたので、この患者さんに使用してみることにしました。マーメッド®は製品の時には液体ですが、胃内で固形化できるため、径の細い経鼻胃管チューブのまま注入できることが特徴です。昨今、お腹に穴をあける胃瘻が敬遠されるなか、経鼻で投与できるのでご家族も抵抗なく了承してくださいました。投与開始すると驚くほど早く、次の日から下痢が激減。超高齢にもかかわらず想像以上の効果が得られたことに驚いたほどです。

またこの頃から、尿量が増え、尿の色も赤褐色から淡黄色へ変化しました。また輸液を中止したことで浮腫も軽減したため、その変化を見て娘さんたちの笑顔や喜びの言葉が聞けるようになりました。

理学療法、作業療法、言語療法のリハビリが継続されたことで、患者さんご本人は「痛ぁーい」「冷たぁーい」などの発語が出現、活気も出てきました。NSTメンバーでは密かに経口摂取もできるかと期待したほどです。

その後、ENのまま転院できるまでに回復し、転院先の状況に合わせて、再度液体栄養剤に移行していきましたが、下痢を生じることなく、栄養・水分補給が安定的に行うことができるようになり、11月4日療養型病院へ転院されましたプレアルブミンは終始10㎎／dℓ前後で、客観的なデータとしては栄養状態が改善したとは言えませんが、NSTとしての最終評価は良好となりました。

ＥＮ患者さんは、回復の見込みがあり、今までは評価の指標としては目に見える数字を利用することに固執していたかもしれません。しかし、この患者さんを通して、数字のデータの改善だけでなく主観的な患者さんの活気や家族の反応も、評価の指標として重要であると考えさせられました。また、超高齢患者さんで病態面の回復は期待できなくても、患者さん・家族が望めば、新しい効果が期待できる栄養剤を使用するなどの積極的な栄養介入は意義があると思わせてくれた患者さんでした。そして、人生の最期を自然な状態で迎えていただくためのＥＮには意義があり、最善の方法を選択することが医療従事者の責務であると実感した患者さんとの出会いでした。

栄養管理とその先の笑顔

神田 由佳
神奈川NSTナースの会　看護師

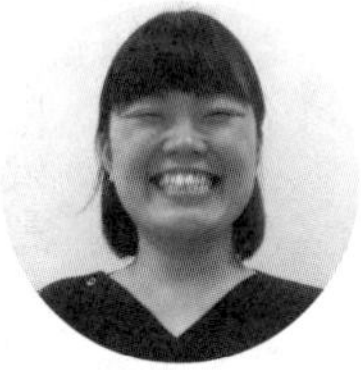

ある日、私の勤務する集中治療室に〇さん（80歳男性）が重症心筋梗塞で入院してきました。不整脈による心肺停止後に蘇生した状態であり、気管内挿管や大動脈内バルーンパンピング（ＩＡＢＰ）挿入などがされており、生死をさまようような重篤な病態でした。循環動態もなかなか安定しないため、高用量のカテコラミンの使用が続いており、「このような患者こそガイドラインに沿って、一刻も早い経腸栄養を開始したい！」と気持ちばかりがはやるのを抑えるのがやっとでした。治療も進み、入室5日目にようやく経鼻胃管からグルタミン製剤が開始され、その後も消化器症状は見られず、7日目に消化態栄養剤の持続投与が開始できました。心肺停止から12日後に

は、ＩＡＢＰからの離脱に加えて抜管も行えました。長期気管内挿管下にはありましたが、幸いなことに嚥下機能に問題なく、経口摂取を開始することもできました。そして、リハビリが始められると、あっという間に離床ができるようになりました。長期臥床でしたが、こんなにも早期に色々なことができるようになるものなのかと、その時には人の潜在能力に畏敬の念さえ覚えたものです。

そんな時に担当の理学療法士から言われた一言は今でも忘れられません。「これだけ元気なのは、栄養管理をしっかりと初めの段階から考えてくれたからだよ！やっぱり栄養は大事だね！」この言葉を聞いた時、主治医とともに悩みながら決めて行ったさまざまな出来事が走馬灯のように頭に駆け巡りました。そして、そこに居合わせた主治医と、何も言わず「満面の笑顔でハイタッチ」をして喜んだものです。

その後、重症心筋梗塞だったとは思えない順調な回復を見せ、Ｏさんは自宅退院ができました。退院当日、病室に行きあいさつした時にＯさんが、「家で倒れたことも、ＩＣＵに入っていたこともまったく覚えていないんだよ。入院して2カ月目くらいの時だそうだけど、初めてのシャワーで、なんでこんなに汚いんだ?とふと我に返ったんだよね！」と苦笑いしながら話してくださいました。でも、表情は活気があり笑顔であふれており、「また、こうして家に帰れてうれしいものだね～。ごはんも美味しく食べられてうれしいよ！」と言って、私にハイタッチしてくれました。

私が関わったのは、ICUにいた3週間程度の短い期間です。重症で生死をさまようような状態であったためICUでのことを覚えていないのは当然であり、我々が行っているのは、患者さんの心に残るような直接的なケアではないのかもしれません。しかし、先の人生がまた明るいものになるような土台作りや、もともとあった生命力をパワーアップさせることはできるのではないでしょうか。

今回の2回のハイタッチは、そんなことを考えさせられた意味の深いものでした。栄養管理の先に患者さんの笑顔が見えるはずです！「今後も、縁の下の力持ち的な存在となれるように頑張ろう！」と再認識した印象深い症例でした。

忘れられぬ彼女

関東中央病院　管理栄養士
山本 美佐子

7年前に関わった70代女性患者さんのお話です。胃がん手術（胃全摘）時に腸瘻を造設されましたが、退院時には腸瘻は使わずに食事だけで十分な栄養が摂れるようになっていました。しかし、1年も経たないある日のことです、低栄養状態で再入院されました。話を聞くと、2週間前に転倒して両股関節を脱臼したため、歩けない状態が続いていたそうです。食べること・料理を作ることが大好きで子どもや孫たちの分も含め全て手作りされており、自分の食事にも色々工夫される方でしたが、「動くと痛みが起きるから食べることが怖い！」としきりに訴えられていました。しかし、このような状況にあるにもかかわらず、食への思いが強いためでしょうか、「食べることは生きること、娘や孫たちとまた一緒に食事をしたい」と言葉少なにこぼされていました。

少しでも食べられそうなものを一緒に探せればと、色々模索したところ、五分菜食半量を基本にして、好きな洋菓子であるクッキーなどを間食に加え、煮込み素麺など趣向の異なるメニューも加えながら対応することとしました。とはいえ、まだ経口摂取からだけでは十分な栄養とはいえず、腸瘻から半消化態経腸栄養剤も経腸ポンプを利用して併用することとなりました。何度か病室に足を運んでいるうちに、「一口を30回以上よく噛んで食べています。今までは、少し濃い味付けを好んでいたのですが、薄味に慣れました。家でもまた工夫してみます」「怖くてもどれだけ食べれば大丈夫なのか加減がつかめてきました。好きなものだと食べ過ぎますね」などと、よくお話しされるようになってきました。

元気を取り戻したこともあり、パクリタキセルによる化学療法が開始されました。しかし、そうこうしているうちに化学療法による免疫能の低下から、非定型抗酸菌症が急激に増悪し始めました。また、がんの腹膜転移によるイレウス症状も見られるようになり、つらい日々が続くようになりました。必要栄養量を若干下回ることになりますが、嘔気は、随時夕食分の経腸栄養をスキップすることでなんとか調整が可能となりました。本人のたっての希望もあり短期外泊を行ってみたところ、同様の管理が自宅でも可能でしたので、退院することとなりました。

腸瘻からの栄養を合わせることで、子どもや孫たち、ご家族と分量は少なくとも同じ食べ物を食べる楽しみが残せたこと、帰れるようになった時に本人もご家族もうれしそうにされていたことは忘れられません。入院中に娘さんやお孫さんが訪れた折、好きだけど食べられないものを手芸作品にして持参されていたことを思い出すたびに、本当に愛されていたことが思い出されます。経腸栄養のことをお腹からの食事と話されていたこと、本人が作る料理がいかに美味しいかなど、多くのお話を伺ったことも消えることのない思い出です。患者さんの様子を見ながら、ストレスや疼痛なども鑑みた栄養管理の調整を、医師・看護師・薬剤師・検査技師とチームとして初めて関わった、忘れられぬ症例です。多くのことを学ばせていただきました。

敗血症性ショックの患者さんから教わった栄養の大切さ

角元　利行
関東中央病院　医師

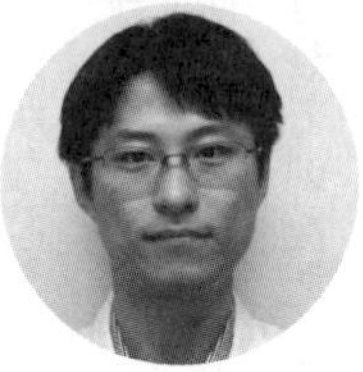

腎膿瘍から敗血症性ショックになって入院となったHさん。私が初めて担当した敗血症性ショックの患者さんです。多くのことを学び、考えた症例として心に残っています。

私が研修でちょうど神経内科を回った直後のことです。脳梗塞後の患者さんへの経腸栄養を経験し、胃管の挿入法や栄養剤の選び方、下痢への対処法などに多少慣れてきたところでした。とはいえ、まだまだ血行動態が不安定な重症患者さんへの経腸栄養法は不安でした。当初Hさんは治療への反応が悪く、身体を動かすだけでも血圧が下がるため、CT撮影さえ困難な病状でした。低栄養から浮腫も増悪してきており、経腸栄養を早く始めたい気持ちは山々でしたが、感染制御もままならず、全てが後手に回っている感じがしていました。しかし、その時に指導医から「経腸栄養は早く始めた方がいいけれども、カテコラミンが多くて血行動態が安定しない時は難しい」という助言をいただいた時には、救われた気持ちがしました。第5病日に腎膿瘍の診断がつき、穿刺排膿を行って以降、ようやく炎症反応も鎮静化し始めました。カテコラミンも徐々に減量可能となったため、グルタミン製剤から栄養投与を開始してみました。初回投与時には、血圧が変動しないか、腸蠕動は見られるかドキドキもので、投与中はずっとICUから離れることができませんでした。実際には、意外と物事はスムーズに進むものです。何のトラブルもなく終了し、感染のコントロールがつくことにより全てが良い方向に進むものだと身に染みて感じたものです。

とはいえ、人生は全てが予定通りに進むものではないようです。このまま回復していくかと思っていた矢先の第7病日に、腹腔内出血から出血性ショックとなりました。血性の腹水貯留から高度腹満が見られるようになっていたため、グルタミン製剤を中止し治療に専念することとしました。治療のかいもあり、翌日には出血が収まってきたため、昼から恐る恐るではありますがグルタミン製剤を再開しました。幸いその後は再出血も見られず、腸動もすぐに改善しました。実のところ、このあたりは本当にこれでよいのか、悩みながらの対処でした。第9病日から消化態栄養剤の持続投与に切り替え、その後は順調に増量可能となりました。抜管後、Hさんからの訴えは「食べたい！」というものであり、しかも見た目が良い食べ物を希望されていました。幸い嚥下機能には問題は見られていませんでしたので、早急に常食に食上げすることとしました。この頃から栄養状態も改善し、Hさんにも笑顔が見られるようになりました。今では、「病院食はおいしくないね」と苦笑いしながら文句を言うほど元気になっています。

重症の方は全身状態を見ながら、常に先回りして手を打つことが重要です。中でも、栄養は縁の下の力持ち的存在であり、回復期の後押しをしてくれるものだと感じました。Hさんはまだ治療中であり、リハビリがようやく開始されたところです。これからも悩みながらではありますが、一緒に病気に立ち向かえればと考えています。

T君のこと

坂本　八千代
岡山大学病院臨床栄養部　管理栄養士

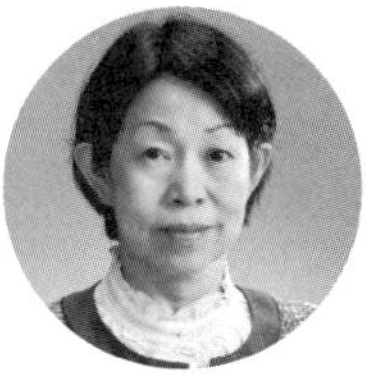

大学病院に入職したのが平成10年10月、それから16年間自転車操業で、時に落ち込みながらも患者さんに教えられ、助けられてやってきたように思います。食事療法では仕事や生活習慣までも振り返りが必要で、家族、姉妹、恋人、さらには嫁姑まで一緒に話すこともあり、人間関係を垣間見ることができます。クローン病の食事療法の栄養相談に付き添ってきた恋人が熱心に食事療法を聞いて、1年間毎月繰り返すうちに、栄養のおもしろさにのめり込まれ管理栄養士になられた、そんなこともありました。

このT君の場合は、妹さんが介護しているうちに栄養が大切ということを実感され、栄養士・管理栄養士の養成校に進学されましたし、T君が私の息子と同い年なので、ひときわ心に残っている患者さんとご家族です。

T君は車の好きな若者で、愛車を手に入れ、仕事も熱心に取り組んでいたようです。ところが、8年前の秋に運転中に土手から転落し、当院のHCU（現EICU）に救急搬送されてきました。生死を彷徨うとはこのことで、何度も危ない状況に陥りました。NSTでHCUに関わっていましたので、静脈栄養から経腸栄養へ移行する時に下痢が問題となり、相談がありました。ご存じの通り、下痢は低栄養、脱水、褥瘡の原因になりますので、なんとか改善を図りたいと考えました。経腸栄養剤の種類、注入速度、薬剤の見直しなどチームで経験してきたことを基に提案しました。水分調整にポカリスエット®を使い、ビタミン・ミネラルの補給のジュースを注入する、下痢対策におなじみの乳酸飲料を注入することは食事と同じと説明すると、ご家族にも笑顔が見られるようになりました。何とか落ち着いて受け入れ先の病院に転院されて、よかったと思ったのもつかの間、すぐに再入院。心停止後の蘇生という状況でした。人工呼吸器、輸液管理に戻ってしまいましたが、すぐに経腸栄養が開始されました。状態が落ち着いてから、胃瘻の提案をしました。若いこともあって、長い目で見ると経鼻で継続するよりは胃瘻からの注入が安定すると考えました。排便コントロール目的で、1日1食ペーストにした食事を少量注入することも始めました。熱心に妹さんが中心となって介護されていました。お母さんも作ったものを食べさせてやれると嬉しそうに話されていました。医療スタッフもそれぞれの立場で熱心に関わっていました。そのうちに外泊、在宅へと準備が進んでいきました。在宅医、訪問看護、ホームヘルパーなどの連携についての話し合いもなされ、平成23年2月から自宅での療養が続いていています。時に緊急で入院はありますが、落ち着けばまた自宅へと退院されていいます。栄養内容は医薬品の経腸栄養＋乳酸菌飲料など、状況に応じて注入されています。

今後ますます、在宅での介護や療養が増えていく状況です。栄養士・管理栄養士が在宅でさらに必要とされると、私自身の進むべき方向を考えるこの頃です。

胃瘻造設後、約1年以上かけて3食自力経口摂取となった症例

真井 睦子

栗山赤十字病院医療技術部栄養課　管理栄養士

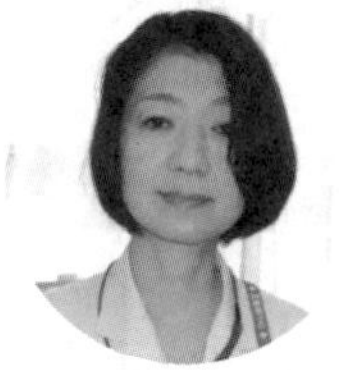

H氏は70代、農業を営む男性である。ある朝、自身が所有する広大な畑の中で倒れているところを家族が発見し、脳外科病院へ救急搬送された。診断名、脳梗塞。高次脳機能障害、右片麻痺、失語、寝たきり全介助、嚥下障害重度となり、経鼻経管栄養で栗山赤十字病院に転院してきた。H氏は胃瘻が造設され、その後合併症なく経腸栄養が行われ、リハビリも開始となった。そして初回の嚥下造影が行われた。H氏の評価はグレードⅠ-3。私は管理栄養士であるが、嚥下造影の検査食を調理し、造影検査にも参加している。H氏が食べるところを見て、何だか期待を持ってしまっていた。「少しでも食べることができるなら、私も摂食訓練に関わらせてください！」と、思

わず言ってしまっていた。言語聴覚士がいない栗山赤十字病院で、次の日から私も摂食訓練に関わることとなった。

平日の昼は毎日、H氏のもとへゼリーやとろみジュースを持って足しげく通った。話しかけると意思表示をする。言葉は構音障害が著しく聞き取りづらいが、何を言っているのがわかるようになってきて嬉しかった。毎日話しかけながら摂食訓練を続けていたら、H氏はもっと食べたいという意欲を表してきた。リハビリも順調に進んでいき、ベッドから車椅子に移乗する訓練が行われていた。再度嚥下造影を施行。グレードⅡ-4とアップしたが、言語聴覚士がいないため、今一歩踏み込んだ評価内容とならなかった。私はもっといろいろ食べさせたくなった。日々経口訓練、間接訓練、舌・口唇・頬運動、構音訓練等、リハビリも並行して行われ、もうすでに1年ほど経過していた。

そんな時、わが病院に月2回だが、言語聴覚士が来ることになった。私は待ってました！とばかりにH氏の嚥下評価をお願いし、嚥下造影が行われた。すると言語聴覚士は、いきなりH氏を座位にセッティングして検査用のとろみジュースを飲ませた。誤嚥の所見は見られず、全くもってスムーズな嚥下動作が起こった。そしてさらに、私が調理したとろみあんのかかった刻まれた魚の検査食をH氏の口まで運んだ。またもスムーズな嚥下動作が見られ、H氏は自らスプーンを持ち出して食べようとした。そして上手にゆっくりと口元へ運び、咀嚼し、しっかりと飲み込んだ。H氏は嚥下食で3食経口摂取可能なレベルにまで到達していたのだ！さすが専門家！皆、声をあげて喜んだ。一番喜んだのはH氏本人だろう。H氏は次の日、スタッフが見守る中、自力でカレーライスを一口食べた。H氏は大泣きした。嬉しくて大泣きしていた。私も目に涙が溢れた。H氏は3食経口摂取可能となり、胃瘻は不足水分を加える程度となった。

ある日、病棟師長から電話が来て、「Hさん、真井さんが来ないと言って食べようとしないの」と、連絡を受けた。慌ててH氏のところに向かうと、私の顔を見るなり喜んで食べるところを見せてくれた。私はずっと、食べ終えるまでにこにこしながら見守った。喜んで食べるH氏を見ながら、「真井さん、ここまで来られたのも、あなたが毎日一生懸命行った訓練が一番良かったのよ」と、言語聴覚士が言ってくれた言葉を思い出していた。

やはり「我が家」が一番⁉

野呂　浩史
（独）地域医療機能推進機構（ＪＣＨＯ）
大阪病院外科　医師

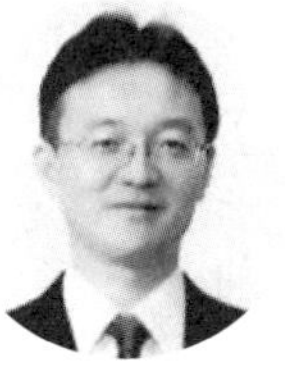

当時60歳、1年前に胃がんで胃全摘を受けた男性だった。7月初旬に高熱にて緊急入院、肺炎であった。奥さんが「2週間くらい前からやや発語が聞き取りにくかったと」と言うので頭部ＭＲＩをしてみると、脳梗塞が認められた。脳梗塞による嚥下機能障害から、誤嚥性肺炎を併発したものと考えられた。嚥下機能が著明に低下しており、肺炎の治療を開始しつつ、まずはＴＰＮ管理となった。ＣＴで下肢深部静脈血栓、小さい肺塞栓も認め、抗凝固療法も施行した。担当のレジデントＫ君が鎖骨下穿刺時に気胸を作り、胸腔ドレーンも留置した。この間約1カ月、嚥下機能に改善が見られず、肺炎と諸問題の改善を待って空腸瘻造設術を施行した。

術後2日目から腹痛・腹満が生じ、腹壁に腫瘤形成を認めた。貧血も進行、血腫を形成していた。緊急手術のために、夜中、手術室に出棟。その時に血圧が低下し、ショック状態になった。この夜これが3つ目の緊急手術だった私とK君はへたり込みそうになりながら頑張った。なぜか空腸瘻造設とは全く別の場所の、腹直筋からの出血だった。

幸い、後遺症なく回復、経腸栄養注入を再開できたが、ここからが、また長かった。わずかな量の経腸栄養剤の注入で、すぐに嘔気と泡沫状の多量の唾液分泌に悩まされた。経腸栄養がなかなか安定して入らない。次第に本人も鬱々となって口数が減り、うす暗くした個室で、常にティッシュペーパー片手に多量の泡沫状唾液を出しているような状態であった。NSTでも毎週、考えつくことはすべて試し、少しずつ経腸栄養剤の入る量が増えたり減ったりの繰り返しであった。毎日、病室を訪ねる足取りも重くなりがちであったが、そんな中で奥さんは常に穏やかで前向きだった。

4カ月くらい試行錯誤の末、ようやく必要量が満たされる日が増えてきた。当初は本人の協力がなかなか得られなかった嚥下リハビリも、少しずつゼリーを食べるまでやっと進んだ。入院から約5カ月、もう冬であったが、やっと退院の日がやってきた。栄養の注入は奥さんが完璧にマスターしていたが、経口摂取はわずかのみ、車椅子でのやや不安の残る退院であった。

ところが、その後、毎月外来に来るたびごとに元気になっている。嚥下状態も改善、食べられる物がどんどん増え、入院中とは別人のように明朗で力強い感じになった。ジャケットを着こなし、普通に歩いてくる。改めて話をしてみると、高校の校長先生をされた後、今は大学の教員として、教育に非常に情熱を持った、前向きな方という印象。それを、常に穏やかで冷静に回復を信じていた奥さんが後押しして、本来の姿を取り戻した感じだった。退院から9カ月後、空腸瘻カテーテルも抜去できた。

入院によるストレスは、職場として常にそこにいる我々医療職からは想像がつかないものがあると思う。最近、幼いわが子の入院（短期間だが）を経験して改めて考えさせられた。

痙攣重積発作と意識障害が遷延する患者さんの命をつなぎとめた経腸栄養

神戸大学医学部附属病院栄養管理部　医師
高橋 路子、宇佐美 眞
神戸大学医学部附属病院栄養管理部　管理栄養士
森下 安紀子

20××年のお盆過ぎ、生来健康だった36歳男性Nさんに突然38℃以上の熱発と全身倦怠感が出現し、3日後には全身の間代性痙攣が頻回に出現する重篤な状態で他院へ緊急入院となりました。痙攣は10分おきに30秒から1分間持続する激しいもので、ウイルス性脳炎が疑われ、抗ウイルス薬と抗痙攣薬の治療が開始されました。しかし、痙攣のコントロールが困難であったため、当院神経内科へ紹介入院となりました。この重篤な意識障害と難治性痙攣の原因はペア血清でないため確定診断は困難とのことでしたが、抗体価や状況から日本脳炎疑いとの診断がつきました。入院後さまざまな治療が施され、抗てんかん薬の大量療法でようやく痙攣重積発作のコントロールがつきました。ところが腎不全や赤芽球癆による貧血、麻痺性イレウスの合併症など難渋する問題が出現し、懸命の治療が続けられました。その甲斐あって、入院から2カ月目で意識は戻らないものの、状態が落ち着きTPNとENの併用から、ENだけで必要量を投与することができるようになりました。その後にPEGを造設し現在まで安定した栄養療法を行っています。

当院では栄養量の算定や栄養評価に関しては、体重の変動や検査データによるもののほかに、多周波インピーダンス法を用いたInBodyによる体液量測定を定期的に行い、骨格筋量と体脂肪量の変化を調べています。Nさんの場合、ご家族も熱心に参加されて積極的にリハビリの介入を行い、時々起こる小さな痙攣発作も効を奏してか骨格筋量はほぼ維持したままで、下痢や熱発、敗血症等が起こると体重減少、体脂肪量の減少が起こりますが、InBodyの結果も鑑みて適正な量と種類の経腸栄養を栄養管理部から主治医にお示しすることで栄養状態を改善、維持できていると思います。

NさんにTPNを行うと敗血症が必発しますので、発症時から年月が経過していますが、良好な栄養状態を継続できているのはENのおかげだと思います。いつか意識が回復される日を期待して、家族と医療者の心のこもったケアと治療が続いています。

さて、最近日本でもデング熱の発症が認められ社会問題になっています。デングウイルスは日本脳炎ウイルスと同じフラビウイルス科に属するウイルスで、主にネッタイシマカやヒトスジシマカによって媒介されます。日本脳炎ウイルスの増幅動物としてブタがよく知られていますが、サギなどの鳥やイノシシも可能性があるとされています。日本脳炎ウイルスの主媒介蚊はコガタアカイエカ、ヤマトヤブカ、ヒトスジシマカなどです。もし媒介蚊に刺されてもヒトにおけるウイルス感染後の発病率は1000人に1人程度と低率ですが、発症すると致死率は約30％と高く、生存例の半数以上で本例のように重篤な後遺症が残るとされています。蚊に刺されないようにすることやワクチン接種による予防が推奨されています。（国立感染症研究所感染症情報センターホームページ参照）

チームでの介入で回復に向かった患者さん

今吉 成美
聖マリアンナ医科大学横浜市西部病院
救命救急センター　看護師

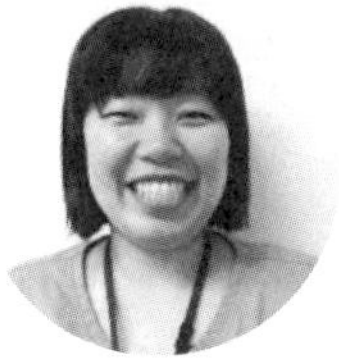

Aさんは、重症肺炎と心不全の診断でICU病棟に入院しました。入院当初、NPPV（非侵襲的陽圧換気療法）にて呼吸補助をしてもなお呼吸数は早く、息をするだけで体力を消耗する状態でしたが、A4サイズの大きなメモ帳に〝その日の予定〟〝受けた検査〟〝回診に来た医師がどんな話をしたのか〟という治療に関することや、面会に来た家族のことなどを一生懸命書いているのが印象的な初老の男性でした。

しかし、呼吸状態はさらに悪化。医師からご本人へ説明し、納得された上で気管内挿管が行われました。鎮静剤で眠っているAさんを目にして、Aさんが、メモ帳に毎日、自分の治療に関することを一生懸命書いていたことを思い出して胸が熱くなりました。また自分で治療計画を管理できるように、元気になってほしいと思い、病棟の栄養チームの一員として役に立ちたいと強く思いました。

Ａさんの治療上の問題点としては、①腎機能の悪化、②ＣＯＰＤ、肺炎による高炭酸ガス血症、③心不全があり、看護上の問題点は、①気道の清浄化低下、②廃用症候群のリスクでした。

複合的な問題点でしたが、「すべての基本は栄養療法！」という考えのもと、ＮＳＴチームが介入し検査データや全身状態を見ながら経腸栄養剤の種類を検討し、投与を開始しました。肺の状態が悪いことに対しては、早々に呼吸リハビリテーションのため理学療法士が介入しました。理学療法士と相談し、完全側臥位を取り入れ排痰ケアを行いました。

この間、病棟スタッフから、「リハ中は栄養剤の注入をストップした方がいいのでは？」という質問がありました。今までは先輩の言うことを聞いて栄養剤を投与していましたが…、それでＡさんを助けられるのか？と、もう一度アセスメントに立ち戻り、テキストをひっくり返して、勉強をし直しました。そして、栄養チーム以外の看護師が「今、どんな目的で、この栄養療法が行われているのか？」「どんな状態が危険なのか？」などがわかるように、投与する経腸栄養の特徴、注意点、現在の流速であればモニタリングしてほしい項目を看護プランへ記入し、チームで情報共有を図りました。

その後Aさんは、気管切開術を施行。一般病棟に移る頃には、スピーチカニューレを使用して会話もできるようになり笑顔が見られました。メモ帳を使う必要もなく、言語聴覚士のサポートもあり、ゼリーを食べられるまでに回復し、我々医療従事者はその姿を見ることで、勇気と感動をいただきました。

Aさんとの関わりを通して、病気と闘うためには栄養療法は不可欠であると改めて感じました。病気を治療する医師がいて、日々のモニタリングや経腸栄養を安全に投与する看護師がいて、リハビリを行う理学療法士がいて、NSTチームで管理栄養士や薬剤師とさまざまな職種がそれぞれの力を発揮することで患者さんが回復に向かうのだと実感したわけですが、看護師として栄養療法に貢献することを意識させてくれたAさんに深く感謝しています。一生忘れる事はできません。

看護計画を立案してチームで意図的に経腸栄養管理を実施して回復したリフィーディング症候群の患者さん

聖マリアンナ医科大学横浜市西部病院
救命救急センター　看護師
川端　千壽

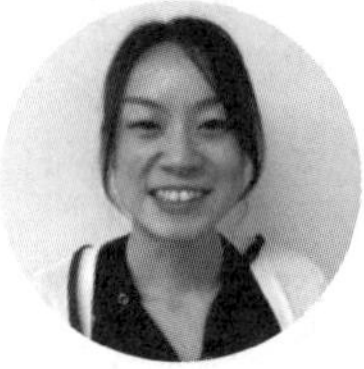

身長168cm、体重46・95kg、BMI15・5。50代のその患者さんは見るからに痩せていた。体重は同じ年齢の標準体重より15kgも少なかった。低栄養のため脱水がひどく、人工呼吸器が必要な状態であり、いつから食べていないのかわからない。そして長時間倒れていたためか、顔面に褥瘡があった。私は、食べ物があふれているこの国でも、低栄養で集中治療が必要となる患者さんもいるのだ、という衝撃を受けた。

極度の低栄養状態である場合、栄養投与を開始した際に起こる合併症としてrefeeding syndromeがある。低リン血症、低カリウム血症、低マグネシウム血症が起こり、心不全、不整脈、呼吸不全などで最悪の場合は死に至る病態である。この患者さんの場合、refeeding syndrome に陥るリスクが非常に高いと判断され、ＮＳＴ介入のもと、少量から栄養投与を開始することとなった。そして電解質のモニタリングのため、採血を主治医に依頼し、病棟看護師には refeeding syndrome のリスクや病態、心電図や呼吸状態のモニタリングの必要性を説明した。

体重あたり3キロカロリーという微量から投与を開始したが、それでも血清リン値、血清マグネシウム値、血清カリウム値は急激な低下を認めた。低下した電解質は点滴で補いながら、少しずつ投与量を上げていった。

また、褥瘡があるためＷＯＣ認定看護師＊にも介入を依頼し、毎日処置を継続し、全介助で体位変換を行った。痩せているため、短時間でも圧迫された皮膚は赤くなり、褥瘡が新たにできてしまうリスクは非常に高かった。栄養状態の改善が褥瘡予防のためには最善であるが、過剰な投与は致命的である。痩せている患者さんを目の前にして、十分な量をすぐには投与できないもどかしさも感じたが、refeeding syndrome のリスクを考えると、焦らず計画的な栄養投与が必要であることを学ばせていただいた。

患者さんは全身状態の改善とともに、人工呼吸器を離脱。19病日目に経口摂取を試みた。しかし、筋力の低下と長期の人工呼吸管理後であるため、嚥下障害が著しく、必要栄養量を口から摂ることができなかった。そのため、言語聴覚士も介入し、嚥下リハビリを行い、その間は経腸栄養で必要栄養量を充足した。経腸栄養を止めて口からすべて食べられるようになったのは、実に入院してから50日目のことであった。鼻から挿入されていた栄養チューブが抜けて、自分の手でにこにこしながら口へ食べ物を運ぶ、その姿が私は忘れられない。

その後、この患者さんは順調にリハビリを行い、独歩にて退院を迎えることができた。Refeeding syndromeという特殊な病態を計画的な経腸栄養管理で乗り切って、笑顔を見せてくれた、私の心に残る患者さんである。

＊皮膚・排泄ケア認定看護師。WOC（ウォック）とは、Wound Ostomy Continece の略で、Wound は創傷（褥瘡・瘻孔）、Ostomy はストーマ（人工肛門や人工膀胱）、Continece は失禁。

在宅経腸栄養法第一号の患者さんへの関わり

―病棟看護師そして訪問看護師として―

兵庫医科大学病院　看護師
小西 尚美

25年前、私が配属されたのは、消化器外科病棟でしたので、ほとんどの患者さんは手術を目的に入院していました。そういう患者さんの中に、低ナトリウム血症の後遺症のため意思疎通が困難で四肢拘縮があり、CVカテーテル・気管カニューレ・胃瘻・尿道バルーンカテーテルを留置されたKさんがいました。私は、基本的な看護ケアである吸引の手技やさまざまなカテーテル管理をはじめ、動けない患者の清潔ケア・体位変換・ポジショニング等をKさんを通して習得したように思います。

新人の私には知識も経験もないため、栄養補給に成分栄養剤が使われていて、下痢を起こしやすいので点速に要注意！と知っていても、早く滴下してしまって栄養剤がすぐにそのまま排泄されたのを見て、〝これが下痢〟と納得しました。今なら、胃瘻なのになぜ成分栄養剤？と思うところですが、この頃は「いかに決められた点速で落とすか」が課題でした。成分栄養剤が使われていたのは、当時は栄養剤が数種類しかなかったということと、食道がん術後の空腸瘻を使った栄養管理に慣れていて、Ｋさんにも同様の方法が取られたのだと思います。唯一Ｋさんが他の患者さんと違ったことは、水分としてスポーツ飲料を使ってもよかったことでした。

　看護師２年目にＫさんが在宅へ移行することになり、調整や準備を行いました。この頃は介護保険もなく、医療依存度の高い患者さんを地域へ帰すことが難しかったため、病棟師長が決断し、病棟看護師４人でボランティアとして訪問を開始しました。在宅移行初期の頃は、週1回の訪問と週1回のシャワー目的の来院をしてもらい、在宅に慣れるに従って来院数を減らし、訪問した時に手作りのケリーパットとやかんを使って、シャンプーと陰部洗浄等をしました。シャンプーをすると大きな目を見開いてきょろきょろしておられたのを覚えています。問題は、発汗と排痰量が多く、尿量が減るとすぐに尿路感染症で発熱するため、下痢をしないように成分栄養剤を確実に滴下することと尿量によって水分量を調節することを、年老いた母親に覚えてもらうことでした。この頃、経腸栄養ポンプは、限られた疾患でしか使用することができませんでした。

在宅療養2年目には、病棟師長の決断で、勤務の中で私たちが月2回訪問するようになりました。安定した在宅療養でしたので、母親はスポーツ飲料だけでなくジュース類をいろいろと試していました。この頃の問題は、栄養剤の漏れによる胃瘻周囲の潰瘍のケアで、洗浄の指導やパッド・固定方法の工夫等を行っていました。今ならPEG–Jや栄養剤の固形化を考えると思います。

在宅療養2年半となった時、私は民間の訪問看護会社に転職し、Kさんもその会社と契約することになりました。今まで診療報酬など深く考えず、処方や器具の調達を病院内で行ってきましたが、これを機会に往診医を探し、長く続けるための在宅調整を行いました。このことでも、Kさんが私の初めての患者さんとなりました。

Kさんは7年半の間、私の成長にお付き合いしてくれた忘れられない患者さんです。

在宅経腸栄養法第一号患者さんへの関わり（つづき）

—看護師長として—

山田　繁代
兵庫医科大学事務局　看護師

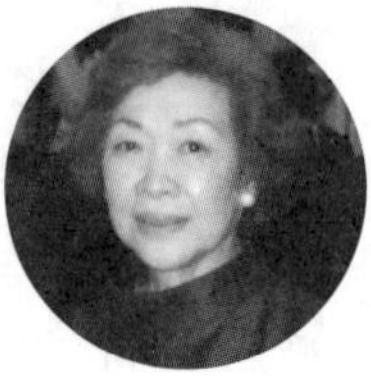

Ｋさんの入院期間が１年半になり、これ以上の身体の回復は見込めないとなった時、医師は家族に転院を勧めました。家族は母親と妻の３人暮らし、妻は毎日会社の行き帰り病院に立ち寄り、足が少し不自由な母親も２日に一度は来院され、Ｋさんは家族に愛されていると思いました。転院を医師から言われた時、妻は在宅での療養を強く望まれました。当時介護保険もなく、訪問看護体制も不十分で、特に医療依存度の高い患者への支援体制は望めず、地域の行政に何度か掛け合いましたが、〝医療処置が多くて無理〟と取り合ってくれませんでした。Ｋさんは胃瘻からの経腸栄養のみならず体温を見ながらの水分の補給、ＣＶ・尿道カテーテルの管理、さらに気管カニュー

レからの頻回の吸引等、処置が多く、とても妻と母親だけでは在宅での処置は無理かと思いました。しかし、「がんばるから」という妻の強い決意に、「よし、家に帰してあげよう」と私は決心、まず「やりたい人集まれ」と看護師を募ったところ、4人が手を上げてくれました。ただちに〝帰らせようプロジェクト〟を立ち上げ、母親と妻に経腸栄養および他のカテーテルの管理、気管吸引等を指導するとともに、家庭訪問をして療養環境を整備することで動き出しました。

約1カ月後に退院され、念願の在宅療養が開始されましたが、当初は看護師4人が交代で週に1回家庭訪問して種々の処置の状況等の確認をしていました。もちろん無償で交通費のみ実費でいただき、看護師たちは自分の時間を遣って訪問していました。今ならば「もし道中看護師に何かあったらどうするの?」「患者さんに何かあったらどうするの?」「誰が責任をとるのか」等、やる前からえらい騒ぎになりますが、この時代は「看護師長の私が責任を取るから、できることをしてあげよう!患者さんや家族が少しでも幸せに暮らせるなら」などと言いながら、看護部長にも許可を得ずすべて私の独断で進めました。さらに、当初は週1回病院でシャワー浴するために寝台車で来られ、おかげで肌も艶やかでした。身体の異常時は、病棟の医師に相談しながら処置をしていました。

1年が過ぎた頃、看護師たちの負担を考え、時間保証をしての月2回の訪問にしました。つまり公的な依頼状もない出張扱いです。今では考えられないことですが、これも私の独断でやりました。その後Kさんは民間や行政のサービス等を受けながら長く在宅療養を続けられたそうです。

24〜25年前、〝患者さん・家族のために〟と手探りで取り組み、成功させた在宅経腸栄養法第一号患者さんと、自分の時間を遣い一生懸命関わった看護師たちを忘れることができません。医療制度や診療報酬制度が看護管理に大きな影響を及ぼさなかった時代、つまりＤＰＣ*や在院日数短縮や7対1看護等のしばりや拘束がなかった頃、ある意味〝看護管理者にとって古き良き時代〟だからこそ、看護師長の一存で強引にやれたと今になって思います。

*ＤＰＣ：diagnosis procedure combination 診断群分類別包括評価。病気のグループごとに入院1日当たりの診療報酬を、病院ごとに決める定額払いの仕組み

第5章

経腸栄養管理—2

栄養管理上のトラブルや合併症、管理に難渋した例、
経腸栄養関連製品にまつわるものなどを選びました。

ココアにより経口摂取が可能となった胃瘻の女性

湧上　聖
宜野湾記念病院　医師

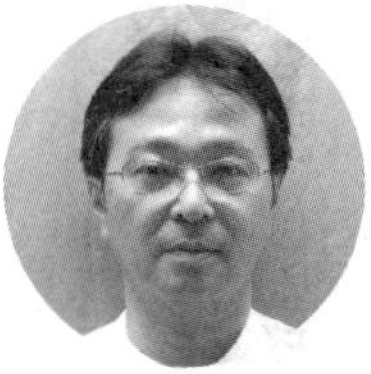

私が栄養の世界に入るきっかけとなった患者さんの思い出です。私は元々大学病院の循環器の医局に入局していました。医師になって6年目に、その患者さんと出会うことになった病院に派遣となりました。前主治医から引き継いだ70代の脳血管障害後、胃瘻になって2年が経過した女性です。

定期検査の時に白血球減少と貧血を認めました。消化管出血はなさそうだし、薬物による副作用なのか、それとも血液疾患なのか、私は何が原因か悩んでいました。院長回診の時に症例を提示したら、「経腸栄養時の貧血は銅欠乏だ！」と院長のコメント。精査すると、なんと血清銅値が枯渇するくらいの低値となっていました。治療法を悩んでいた時、ココアには銅がたっぷり含まれているとのことで、管理栄養士の勧めでハーシー社のピュアココアを用いて銅の補充を行いました。すると2～3週間で白血球が増え始め、血清銅値が上昇し、2カ月で貧血も改善しました。昨今、NSTが普及し経腸栄養時の貧血は、銅欠乏が原因の一つとして知られるようになっていますが、その当時（平成10年）は私ばかりか大学の医局の先生も銅欠乏が貧血の原因になるとは誰も知りませんでした。院長が以前経験したことがあり、直ちに原因がわかりましたが、知っているか知らないかの問題であり、当時の私としてはかなりの衝撃でした。そのおかげで私は栄養の世界に引き込まれてしまったのです。症例報告を行い、入院している経腸栄養の患者さんの血清銅値を調査し、低銅血症の患者さんに対してココアを用いて銅の補充を行い、そのデータを基に学会発表をどんどん行い、論文を書き、さらに発展させて15年以上も微量元素の問題に取り組むようになりました。

実はこの最初の症例には、その後の続きがあります。ココアで銅の補充を行って1カ月ほど経過して、これまで開眼はあるもほとんど声を出さなかった彼女が、少しずつ声を出し始め、やがて会話ができるようになりました。ココアにて銅欠乏が改善した3カ月後はかなり会話ができるようになり、もしかすると経口摂取が可能になるのではと思い、経口摂取訓練を始めました。すると最初は少量でしたが、経口摂取をし始め、1カ月後には全量経口から摂取可能となりました。ココアには亜鉛もかなり含まれており、アルツハイマー型認知症に亜鉛が効果的な最近の報告もあり、その効果だったかもしれません。彼女は、身体能力の改善は認めず全介助の状態でしたが、帰宅願望を訴えるようになり、家族も協力的であったため、2年ぶりに自宅へ外出ができるようになりました。

銅欠乏症を初めて知ったことの衝撃だけでなく、この患者さんが経口摂取までできるようになった驚きの回復が、循環器を専門としていた私を、栄養とリハビリテーションの世界へ導いてくれたのであり、大変感慨深い思い出となっています。

経腸栄養でもセレン欠乏症を意識する契機となった患者さん

増本 幸二
筑波大学医学医療系小児外科　医師

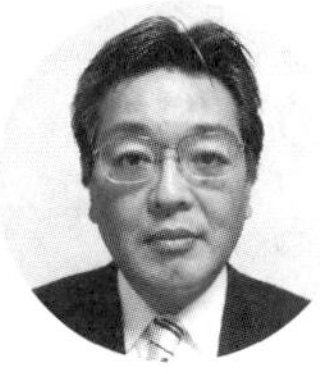

経腸栄養に関連した患者さんの心に残る出来事は何かと考えると、いつも思い出す患者さんがいます。その患者さんとの出会いは、医学部を卒業して15年近くが過ぎ、専門である小児外科の患者さんの栄養管理にも一通りの対応ができていると自負していた時期でした。患者さんは、それまで他の先生がフォローされていた方で、基礎疾患として、臍帯ヘルニア術後、脊髄髄膜瘤術後、短腸症候群、慢性肺疾患（気管切開状態）、精神発達遅滞などがある幼児でした。当時、小児科を中心に栄養管理がされており、嚥下障害が強いことから、経鼻胃管による経腸栄養が行われていました。

２００５年末の外来で、腹部症状の定期的フォローで来院され、その際、母親が、最近、足の動きが悪くなったと言いました。車椅子生活だったので、整形外科的な何かだろうかと母親と話したのですが、実際に診察してみると、両手のカサカサ感と爪の一部が極端に白く（写真）、変だなと思ったことを覚えています。その際、母親にいろいろ聞いてみると、3歳2カ月時より成分栄養剤であるエレンタール®P投与が行われており、身体の発達は悪くないと言われました。自分の専門とあまり関係ないかなと思いながら、以前の血液検査結果を見てみると、赤血球の大球化がありました。どこかで読んだことのある所見だと思いましたが、まだその時ははっきりした診断はできませんでした。エレンタール®Pなので、必須脂肪酸欠乏か亜鉛、銅の欠乏はありうるかと考えましたが、爪の印象が強すぎて、急ぎ成書を調べに行きました。成書にはセレン欠乏症による爪の白色化という言葉が書いてありましたが、それまで経験したことがなく、セレン欠乏症の印象は長期静脈栄養による不整脈や心筋症が生じるとしか思っていませんでした。

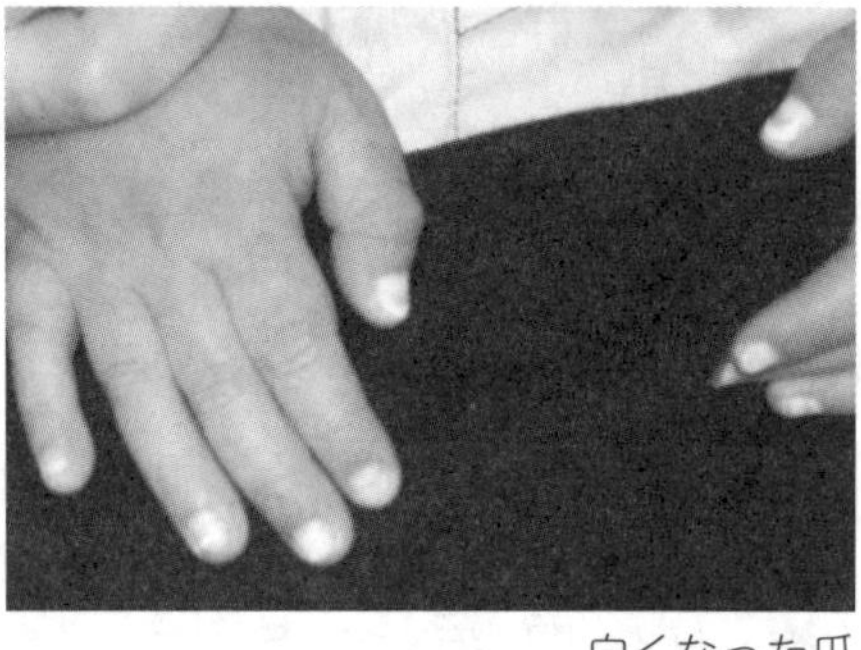

白くなった爪

まさかね…と思いながら、セレンの血中濃度測定も追加しました。

2~3週経過して、外来の検査結果を確認したところ、唖然としました。必須脂肪酸欠乏も軽度あったのですが、なにより血中セレン濃度が2・0μg/ℓ未満と出ていたのです。大急ぎで薬剤部に掛け合って、院内製剤を作ってもらい、経腸での投与を開始しました。幸い、院内製剤内服1カ月程度で、爪の白色化を含む症状が改善しました。母親からは大変喜ばれましたが、それまでの自分の中で信じていたことが崩れた感じでした。

「経腸栄養による栄養管理はある程度安心して経過を見ることができる」との思い込みは、この患者さんのセレン欠乏症を契機になくなり、むしろ「経腸栄養剤を用いた長期栄養管理を行っている患者さんであっても、足りないものは出てくる。特に単剤での投与は危険だ」と認識させられました。この患者さんに出会わなければ、きっと、経腸栄養中のセレンなどの微量元素欠乏症の問題に注意を払うことはなかったかもしれません。母親から当時お礼を言われましたが、むしろ私にこの問題を気づかせていただいてありがとうございましたと、感謝している患者さんです。

経腸栄養剤を投与するたびに出現する一過性の右片麻痺と失語症

大林 光念
熊本大学大学院生命科学研究部
構造機能解析学分野 医師

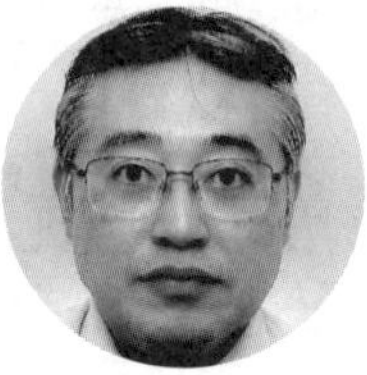

私が神経内科医として駆け出しだった頃の話です。同僚の循環器内科医から「心筋梗塞で入院してきた78歳の男性がいる。心筋梗塞自体は発症から2週間以上経過して安定してきたが、最近一過性の右片麻痺と失語症が頻回に見られる。神経内科で診てほしい」との依頼を受けました。すぐに主治医となり状況を確認すると、①この患者さんはかねてから多発性脳梗塞による仮性球麻痺と思われる嚥下困難、咀嚼障害があったが、心筋梗塞で入院後これらが悪化したこと、②経口摂取では誤嚥性肺炎のリスクが高いと判断されたことに加えて、40歳時に胃潰瘍のため胃全摘術を受けていたことから、栄養法としては空腸に直接チューブを挿入して行う経瘻孔法が選択されてい

ること、③経腸栄養剤の投与は1日3回、食事の時間帯であること、などがわかりました。しかし、当時の私には、これらの情報と頻回に生じる一過性の右片麻痺と失語症との関係に即座に気がつく臨床力がありませんでした。

その後、数日、患者さん本人は会うたびに、「1日に3回くらいおかしくなるんですよね」と話します。一方、私はといえば、その姿を見て首をひねるばかり。この状況の中、当時の私にできることといえば、夕方以降その患者さんのベッドサイドに身を置き続け、発作の現場を自らの眼で捉えることしかありません。夕方から翌朝まで患者さんに寄り添い、いろんな会話をさせていただきながら過ごしました。そしてようやく気が付きました。一過性の右片麻痺と失語症が出現するのは、決まって経腸栄養剤がスタートして30～60分後であることを！　仮性球麻痺の影響で若干の構音障害はあったものの、陽気で多弁な方だったこともあり、失語症が出現した瞬間をきっちり確認できました。

精査の結果、この発作の原因は食後一過性の脳局所灌流量減少による血行力学的な一過性脳虚血発作（ＴＩＡ）であると判明。左内頸動脈の閉塞があったこと、そして心筋梗塞を起こした直後であったことが影響してのことでしょう。栄養投与法に関する情報を聞いた瞬間に頭が回り、経腸栄養の投与法を考慮したり、自律神経調節薬を投与したりしておけば、無駄なＴＩＡ発作を繰り返させることもなかったはずです。責任を感じ、ねぎらったり、謝ったりする私に患者さんは、「まさか栄養が発作の原因だとは思わなかった。生きるために摂る栄養なのにねえ。でもまあ、栄養のスピードが変わった途端にあの恐怖を感じることもなくなったんだから、いいよ」と笑いながら言葉をかけてくれました。

栄養学を勉強することの大切さ、そして医師が診断に至るには、いかに患者に寄り添うことが重要かを教えてもらった、貴重な体験でした。私が今なお、曲がりなりにも栄養学を学び続けているのも、この患者さんとの出会いがあってこそなのです。

次々に起こるイベントでたびたび投与中断、たっぷり入れても栄養が改善しない…

福井県立病院内科　医師
栗山　とよ子

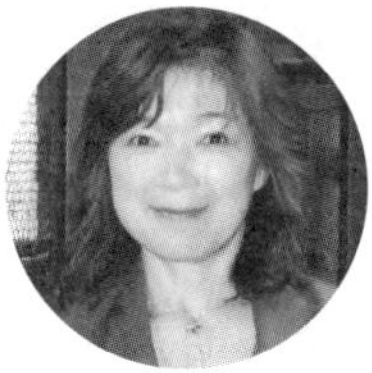

Ｋさんは、内科的な慢性疾患を合併した、もともとやせ型の70代男性です。１年前に胃がんに対して胃全摘術を受けておられます。

食べ物が引っかかる感じがして食事を十分にとれなくなり、栄養治療のために入院されました。体重はかなり減っていました。入院後、ＣＶポートが留置されてＴＰＮが施行されましたが、数日後に感染を起こして抜かざるを得なくなりました。症状の原因は吻合部の狭窄でした。

ＮＳＴにコンサルトがあった時の体重は45・６kg（身長１５６・３cm、ＢＭＩ18・

7）で、手足は細く、顔色も悪く、大半がベッドに横たわっている状態でした。貧血（ヘモグロビン7・7g／dℓ）と高度の低アルブミン血症（1・7g／dℓ）も認めました。吻合部の狭窄による通過障害のため、五分菜食半量（約800キロカロリー）を食べるのが精一杯で、PPNを併用しましたが栄養状態は悪化する一方でした。腸瘻造設を勧め、ご本人の受け入れも良かったのですが、全身状態の低下を理由に造設されませんでした。そのうちほとんど食べられなくなったため、経鼻胃管から経腸栄養（EN）が始まりましたが、拘束時間がストレスになり、自分で栄養剤の投与速度を速めては下痢を繰り返し、推定必要量（1450キロカロリー）になかなか到達できませんでした。そこで、カロリー密度の高い経腸栄養剤に替えて1800キロカロリーに増量しても、PPNを増量して2200キロカロリーまで増やしても、体重は減り続けました。また、胸やけ症状のためカロリー密度の高い経腸栄養剤を嫌がられ、6週目には39・3kgまで体重が減少し、仙骨部に褥瘡も発生しました。低栄養によると思われる両側胸水、右大腰筋膿瘍も出現して、数本のドレナージチューブを挿入されて体動は制限され、抗生剤で薬剤性肝障害を引き起こしてENが一時中断、食べたくても食べられないなど、ご本人のストレスは募るばかりだったと思います。

それでも患者さん自身に良くなって元気に歩いて帰りたいとの強い希望があり、ベッド上でも自発的にリハビリを頑張っておられました。ＮＳＴとしては、それを栄養面で支えようとＥＮ＋ＰＮで２０００キロカロリー（約50キロカロリー／kg）の投与を続けましたが、体重は８週目には37・６kgまで減少しました。やっと下がり止まったと思った矢先の12週目に食道出血で吐血され、食道-空腸バイパス術が予定されました。しかし低栄養を理由になかなか実施には至りませんでした。その間も、ＮＳＴとしては細かく栄養投与内容を調整しながら、患者さんに寄り添って栄養管理を続けました。

ようやく手術が実施されたのはその2カ月後。同時に腸瘻造設を依頼しました。その間、連日苦痛を伴う末梢静脈カテーテルの入れ替えを要したためＰＩＣＣ*を勧めましたが、新しい処置への不安が強く、受け入れられませんでした。もう少し早い時期から丁寧に説明して導入すべきだったと後悔しています。

術後も胸腹水貯留や薬剤性の汎血球減少のため頻回にＥＮが中断されましたが、必要のない中断は極力避けるという方針で栄養管理を続けました。そのおかげで、術後１カ月半で体重は４kg増加しました。恐る恐る経口摂取を開始すると、摂取量が少しずつ増加し、リハビリも進んで歩行できるようになり、入院から8カ月目に自宅退院されました。

栄養状態改善のために入院したはずが、次々と出現する合併症のために、思うように治療が進まず、さまざまな投与経路から推定必要量を超える栄養投与を続けても栄養状態は改善せず。傍から見ていても患者さん自身の心が折れそうになっているのでは、というつらい状態が長く続きました。それでも患者さんは常に前向きで、栄養に関しても私たちにさまざまな質問をしてこられ、NSTの回診時間もついつい長くなることがしばしばでした。食道-空腸間のバイパス術が行われた後、経口摂取が少しずつ増えていくと、栄養状態・リハビリ進行度、ともに目に見えて改善し、口から食べることの意味、威力を改めて考えさせられる経験でした。

＊PICC：peripherally inserted central catheter 末梢挿入中心静脈カテーテルのことで、本邦では「ピック」と呼ばれている

誤嚥性肺炎の繰り返しで食べられない

―体重が減る！何とかして‼―

本田 美和子、塩田 恵理都
（独）地域医療機能推進機構（ＪＣＨＯ）
大阪病院　管理栄養士

赤丸 祐介
（独）地域医療機能推進機構（ＪＣＨＯ）
大阪病院外科　医師

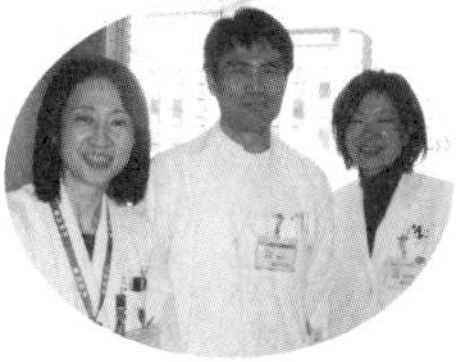

２０１２年11月、Ｔ氏が誤嚥性肺炎で入院してきた。Ｔ氏は、74歳男性、身長１６８・５㎝、体重44・１㎏、日常生活動作は自立、妻と２人暮らし。軽度の栄養障害を認めた。既往歴は嚥下障害、うつ病。嚥下障害に関しては長い経過があり、前医で精査されていたが原因不明であった。肺炎が改善したため、嚥下食を提供したところ、「食べやすい」とムセなく全量摂取されていたが、数日後に誤嚥性肺炎は再燃した。

経鼻経管栄養を行いながら嚥下訓練を続けたが、どうしてもうまく飲み込めない。経口への恐怖心と諦めもあり、2013年1月に胃瘻造設となった。

「チューブから栄養を入れられる病人になるなんて」と悲観的になっていたが、周囲に励まされ、その状況を徐々に受け入れられた。胃瘻から液体栄養剤で投与を開始したが肺炎による発熱が見られ、半固形タイプへ変更したが、やはり肺炎を発症した。経腸栄養は無理なのか？　胃食道逆流症を疑い、2月中旬に、300㎖以上の液体造影剤を胃瘻より注入し、検査台をT氏がずり落ちそうなくらい頭低位にしたり、様々な体位変換をしてみたが、いずれも食道への逆流は認めなかった。誤嚥性肺炎の原因は、唾液による不顕性誤嚥と考えざるを得なかった。栄養状態改善を目指し、エンシュア®・Hにアミノプラスを併用し、1400キロカロリーで栄養投与を再開した。この頃の体重は40・8kg。「長時間の投与はしんどい！お腹が張る！」と訴えあり、短時間の4回投与に変更した。3月上旬体重38・7kg。「測る度に体重が減る。何とかして！」と言われ、1545キロカロリーへアップ。お願い！増えてて！と祈りながら体重を測定したが、3月中旬、体重は37・8kg。「体重が減る。栄養変えてくれないの？体重が増えないのにこのまま続けるのは納得いかない！」と何度も訴えが…。十分な栄養を投与しているのに、なぜ体重が減るの？

吸収障害があるかもしれない。エレンタール®を組み合わせてみよう！投与量も1650キロカロリーへ。朝にエンシュア®を投与していたが、消化が悪いのか昼の投与時には胃内に残あり。投与時間がズレることが神経質なT氏にはストレスとなり、「何とかして」と責められ、主治医にも相談され…。朝昼夕3食は時間間隔も短いからエレンタール®の方がよいかも…。エンシュア®・Hを眼前にしてみよう。看護師と連携し、時間も決めてもらった。

T氏の納得いく結果は得られないまま、体重38・4kgで3月下旬に退院となった。5月中旬に再入院となった時、「体重が増えた！ありがとう」と感謝された（体重41・8kg）。一旦、諦めた嚥下訓練も再開したいと意欲を見せられた。T氏と一緒に一喜一憂し、どうしてよいかわからず悩み続けた。しかし、自宅で生活していた2カ月の間に、私たちが提案した栄養療法を実践してくれたおかげで、体重も徐々に戻ってきたのだと思う。提案した栄養療法は間違っていなかったと思えた。信じて続けてくれたT氏の期待に、やっと応えられたような気がした。栄養管理の難しさを痛感した忘れられない症例だった。

食道がん術後に両側乳糜胸を併発し、腸瘻からの栄養管理に難渋した一例

森川　渚
福井県立病院　管理栄養士

Aさんは進行食道がんと診断された70代男性です。術前化学療法後に体力が低下したため手術は困難と判断され、化学放射線療法を選択する方針となりました。この間、病院食で栄養管理されていましたが、食道の通過障害のためにきざみ菜食を５００キロカロリー程度食べるのが精一杯で、３週間で体重は３kg減少していました。

栄養スクリーニングでＮＳＴ対象となったため、外科的胃瘻造設を提案し、まもなく造設されました。胃瘻から2・5キロカロリー／mℓのコンデンス型流動食を投与しましたが、胃もたれが持続したため1キロカロリー／mℓの栄養剤に変更したところ、今度は下痢が続き、４００キロカロリーまでしか投与できませんでした。栄養補助食品

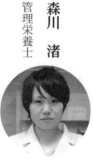

は好まれませんでしたが、ご家族からの差し入れもあり、その後は体重は減少しませんでした。入院約2カ月で自宅に退院され、経口摂取に合わせて胃瘻から900キロカロリーの栄養剤が投与されていました。

退院から半年後、腫瘍増悪のため再入院となりました。全身状態としては手術に耐えると判断され、食道全摘術を施行することになりました。手術1週間前から免疫賦活経腸栄養剤の追加を提案し、1800キロカロリーの積極的な栄養投与を行いました。

術後翌日から、術中に造設された腸瘻から半消化態栄養剤の投与を開始しましたが、2日目に乳糜胸が出現したため、脂肪含有量の少ない成分栄養剤に変更しました。約2週間で乳糜胸は改善しました。その後再び半消化態栄養剤に戻して少量から漸増し、経口摂取も開始しましたが、乳糜胸が再燃し、術後4週間目に経口摂取、腸瘻からの経腸栄養、ともに中止されました。数日後、成分栄養剤で投与を再開しましたが、下痢が出現しました。そこで、より浸透圧の低い無脂肪消化態栄養剤へ変更したところ、今度は胸腔ドレーンからの排液量が多くなったため、経腸栄養は中止され、中心静脈栄養のみでの栄養管理が約1カ月続きました。その間に低栄養が進行しないよう、

NSTは静脈栄養の組成を提案しながらNST回診を続けました。

その頃のAさんは、両側胸腔ドレーン、縦隔ドレーン、中心静脈カテーテル、膀胱留置カテーテルにつながれた状態で、ほとんど身動きが取れず、ADLは低下し、たび重なる処置や検査に精神的ストレスも強く、毎週のNST回診時に苦痛様表情をされることが多くなりました。医療者に対する不信感も募り、「もう何もしなくていい」と静かに怒りを表現されることもありました。言語聴覚士による嚥下訓練は続けていましたが、廃用の進行とともに意欲も低下して全く改善しませんでした。

胸腔からの排液量が減るのを待って無脂肪消化態栄養剤を再開しました。2週間後に半消化態栄養剤に変更しましたが、投与速度を50㎖／時以上に上げると腹満感を訴えられました。そこで、脂肪高含有の2・0キロカロリー／㎖の栄養剤へ変更しましたがさらに腹満感の訴えが強くなってしまったため、同熱量で通常の脂肪割合の栄養剤に変更したところ、症状はなくなり、1600キロカロリーまで増量できました。順調に腸瘻からの経腸栄養が実施できるようになってから、表情も徐々に柔らかくなり、「いつ食事が始まるんや？」と食事に対する意欲的な発言も聞かれるようになりました。まもなく少量ながら経口摂取もできるようになりました。その後は意欲的にリハビリに取り組まれ、見違えるほどいい表情で転院されました。

乳糜胸や腹部症状等で思うように経腸栄養は進みませんでしたが、症状に応じた経腸栄養剤の選択や輸液内容の提案を行ったことで低栄養の進行を防ぐことができ、栄養管理の専門家としてのＮＳＴの重要性を再認識しました。一時は自暴自棄に近い状態になられたＡさんでしたが、転院の時に「ありがとう」と笑顔で話された表情が、強く心に残っています。

胃切除後縫合不全の治療に難渋した症例

郡　隆之
利根中央病院　医師

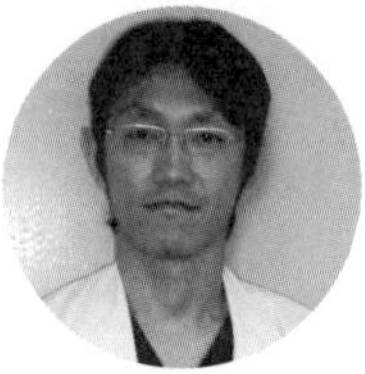

76歳、男性の胃がん患者が食思不振、低栄養で入院してきた。先輩が胃切除、B−I吻合をし、術後食事が進みそうになかったので併せて空腸瘻も造設した。しかし残念なことに、術後第7病日に縫合不全を起こし汎発性腹膜炎となったため緊急再手術となった。縫合不全部が大きく、また腹腔内感染による全身状態が低下しており、執刀医は縫合不全部を再縫合しても創傷治癒不能と判断し、縫合不全部にTチューブを留置し周囲を大網で巻きつけて体外に誘導する手術がなされた。いわゆる縫合不全部で胃瘻ができた状態である。ここからNSTも介入して長期にわたる栄養療法が始まることとなった。

術後敗血症・DIC（播種性血管内凝固症候群）を来して重症管理となり、しばらくは人工呼吸器からの離脱が不可能であった。消化管の安静が必要なため、長期間TPNを行った。重症管理を乗り越え、何とか縫合不全部も腹壁と癒着することができたが、吻合部の胃瘻となった瘻孔からは消化液が多量に漏れてきて閉鎖する気配は全くない。また、術後人工呼吸器が離脱できず、気管切開をして長期の人工呼吸管理となっていた。

回復には経腸栄養を加えるしかないと判断し、空腸瘻から経腸栄養を開始したが、瘻孔からの消化液の漏れが増加し皮膚のびらんが進行するため、十分な経腸栄養を投与することができない状況が続いた。瘻孔部にパウチを貼付し皮膚を保護し、瘻孔部から胃管を留置して消化液を持続吸引しつつ、TPNに加えて空腸瘻からの経腸栄養を細々と継続した。

初回手術から7カ月後にようやく人工呼吸器から離脱したが、瘻孔部は一向に縮小する兆しを見せなかった。全身状態は少しずつ改善し歩行できるレベルにまでなったので、初回手術から1年後に全身麻酔下に有茎腹直筋皮弁を瘻孔部に持ち上げて瘻孔閉鎖術を行った。術後しばらくは閉鎖部からのマイナーリーク（わずかな漏れ）を認めたが、有茎筋皮弁の生着は良好であったため栄養療法を粘って閉鎖にこぎつけた。

この少し前から空腸瘻から腸液の漏れを認めるようになり、皮膚のびらんが進み空腸瘻の使用が困難になってきた。初回手術から1年6カ月後に胃瘻を造設しPEG–Jにして空腸瘻からの栄養を中止したが、空腸瘻は自然閉鎖しなかった。初回手術から1年8カ月後に空腸瘻閉鎖術をしたが、創が閉鎖せず漏れが止まらなかった。創傷治癒を促すために発売されたばかりのアバンド®を投与したところ、あっという間に自然閉鎖され、成分強化栄養療法のパワーに感銘したことを覚えている。

全ての縫合不全が閉鎖され、ようやく経口摂取を開始できると思ったのだが、長期の絶食により嚥下機能が廃絶していた。経腸栄養投与を継続しながら嚥下訓練を進め、初回手術から約2年目に何とか胃瘻からの経腸栄養が継続される状態ではあったが退院することができた。

本症例は静脈栄養だけでは回復不能であったと思われ、経腸栄養療法を諦めずに継続することが大切であると痛感した思い出深い症例である。

紫の悪魔と呼ばれて

今村 佳穂莉
社会医療法人近森会 近森病院臨床栄養部　管理栄養士

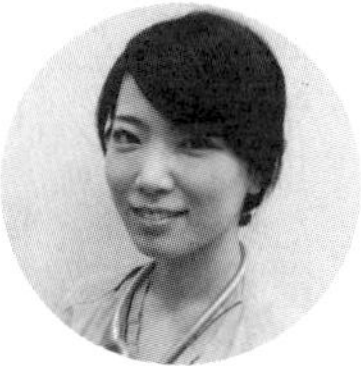

ピリリリ…胸ポケットで院内ＰＨＳが鳴る。病棟からだ。
「もしもし６Ｃ病棟看護師ですが、Ｋさんがまた嘔吐しました」
「すぐ行きます」と、急いで病棟へ向かう。
Ｋさんの病室へ着き、現状把握のためモニタリングを始める。担当看護師へ「どんな嘔吐でしたか？量は？色は？」と伺っていると、うしろから、「紫※の悪魔が来たでー」という病棟師長の声。冗談まじりの師長の揶揄に、周りのスタッフが笑っている。私は苦笑いしつつ、Ｋさんに対する申し訳なさで胸が一杯になる。（※当院の臨床栄養部のスクラブは紫色）

これで何度目の嘔吐だろうか。

Kさんは S状結腸がんの手術目的で入院されてきた。手術後、覚醒状態が不良となったため〝一時的〟な予定で経腸栄養（EN）を開始した。徐々に投与速度を上げていったところで最初の嘔吐があった。その後投与速度を落として再開したが、低速でも再度嘔吐。一旦、消化態栄養剤へ変更するが、栄養量を確保しようと投与速度をアップすると、また…。そのため、消化態栄養剤を少量低速で、TPNも併用した。順調に経過したのも束の間、発熱があり、カテーテル感染疑いのため中心静脈カテーテル抜去となってしまった。頼みの綱が…。

栄養量は確保したい。Feeding pointを空腸へ変更し、慎重にENを再開した。しかし、2日後には逆流とともに経鼻経腸栄養カテーテルがとぐろを巻いて出てきた。仕方なく、逆流は承知の上で少量の間歇投与へ変更。投与後しばらくクランプして開放すると、嘔吐はないが大量の胃液が戻ってきた。投与した量より戻ってくる量が多い状況。

自分はいったい何をしているんだろう…。手術をして、しばらくENしたら経口摂取へ移行して、元気で家に帰ってもらう予定だったのが、嘔吐のたびに絶食・点滴を繰り返すうちに栄養状態は悪化の一途。気が付けば病棟内で入院期間の1、2位を争う存在となったKさん。DNAR*となりPEGやPEG-Jも適応外となり、逆流に対する予防線は八方塞がり。

私は毎日病室を訪れるたび、今日は大丈夫だろうか?と思いながら過ごした。私はKさんにとって悪いことしかしていないのではないだろうか、ENを続けていてよいのだろうかと思い悩む日々であった。しかし、たまに見せるKさんのニヤっとした笑顔を見ると、ENの施行に対し諦めることはできなかった。結局、W-EDチューブ®挿入がベストな方法となり、Kさんが身を挺して教えてくれたことに、ようやく辿り着いた気持ちだった。

嘔吐のたびに、手を変え品を変え、ENの調整を繰り返していたが、傍から見れば、私自身のエゴを強いているだけのように見えたかもしれない(これでは紫の悪魔と言われても仕方がない)。

この症例を通して、できる限り最短距離で最適な栄養療法が提案できるよう精進していきたいと強く思った。〝紫の…天使、いや、頼れる栄養士〟と呼ばれるその日まで。

＊ＤＮＡＲとはDo Not Attempt Resuscitationの略。患者本人または家族の希望で、心肺蘇生を行わないこと。または、その特別な指示のこと

"When the gut works, use it!"に考えさせられて

国本 雅巳、朝倉 之基
神奈川ＮＳＴナースの会 看護師

栄養管理に従事するようになりまだ月日が浅いが、忘れ得ぬ一言がある。"When the gut works, use it!"（腸が働いているなら、腸を使おう！）。しかし、現実は全てがそのようにうまくいくものではない。今回は、積極的に経腸栄養を行おうとするが、消化器症状である下痢に難渋した患者について話したい。

多発性骨髄腫のため、血液腫瘍内科に外来通院中の患者である。現病の進行に伴う

免疫能の低下から、肺炎を併発し緊急入院となった。加えて、入院加療中に脳梗塞を発症し、命令には従うが意思疎通は難しい程度の意識障害と嚥下障害を認めるようになった。肺炎は抗生剤投与で改善を認めたが、脳梗塞の影響による嚥下障害の影響は大きく、経口摂取が困難な状況となっていた。リハビリ科へ依頼し、嚥下機能を評価したが、経口摂取は不可との回答であった。この時点で、水分貯留によるある程度の体重の増加が存在したものの身長166㎝・体重55㎏・BMI19・96と、それなりに体格は維持されていた。しかし、血清アルブミン値は1・9g／dℓと低値であり、中等度の栄養障害があるものと考えた。

栄養管理として、誤嚥性肺炎の心配から中心静脈栄養法が開始されていた。しかし、嚥下障害はあるものの腸管は使用可能なはずである。主治医と相談したところ、経鼻胃管からの経腸栄養法と静脈栄養を併用して栄養管理を行うこととなった。経腸栄養剤は、入院後から下痢が持続していたこともあり、浸透圧の低い半消化態栄養剤を選択した。また、1日の投与量も400キロカロリー／日と少なめに設定し、24時間持続投与で開始することとした。経腸栄養を開始して3日目に、下痢が悪化していると担当看護師より相談を受けた。まずは感染性の下痢によるものを除外するため、便培養検査とＣＤトキシン*のチェックを主治医へ依頼した。しかし、結果からは感染性腸炎は否定的であった。薬剤師と相談し止痢剤・整腸剤を始めたが、あまり改善は見られなかった。そこで経腸栄養剤をもう一度検討し直すこととした。実際には、長期絶食に伴う腸管機能の低下から、脂質吸収に問題が起こっている可能性を考えて、半消化態栄養剤から成分栄養剤へ変更することとした。経腸栄養剤を変更してからは、便の性状は水様から泥状へと改善し、回数も減少したため投与エネルギー量も少しずつ上げていくことが可能となった。

腸管を使用しない状態が長期化すると、免疫能や消化管機能の低下を惹起し、経腸栄養開始時に下痢を起こすことは多い。今回の症例では下痢の可能性を考慮した対策として、浸透圧や投与速度に留意して経腸栄養を開始したが、下痢の悪化を招いてしまった。腸管は使用することが重要であることは十分認識していたが、その難しさも経験することができた、強く印象に残る症例であった。

*腸内細菌の一種 *Clostridium difficile* が産生する毒素（ＣＤトキシン）が偽陽性腸炎の原因となることが知られている

私が慢性腎臓病用経腸栄養剤の調整を考える原点となった忘れ得ぬ患者さん

志波　郁子

済生会横浜市南部病院　管理栄養士

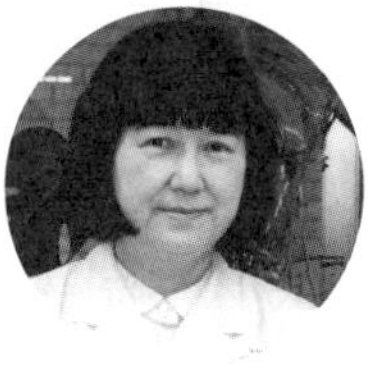

慢性腎臓病の患者さんに既存の経腸栄養剤を使用して、医師の栄養指示どおりに経腸栄養療法を行うことは、しばしば困難を伴います。当院では、20年以上前より食事療法に熱心な腎臓内科の医師の指導により、さまざまなたんぱく質およびエネルギーの指示を栄養部で受け、慢性腎臓病用経腸栄養剤の調整を行ってきました。その主な方法は、最初に既存の栄養剤でたんぱく質の量を決定し、不足するエネルギー量をデキストリンや中鎖脂肪酸（ＭＣＴ）などを加えて調整します。

今回報告する心に残る患者さんは、平成8年4月に誤嚥性肺炎で入院してきました。

88歳の男性で週1回の維持透析をしていました。意識レベルが低下し、栄養状態も血清アルブミン2・3g／dℓと低く、右前腕に著明なチアノーゼがあり、予後不良と考えられました。ただちに経腸栄養が開始され、エネルギー1400キロカロリー、たんぱく質40g、食塩3g、カリウム25ミリイクイバレント、濃度1・5～1・75キロカロリー／mℓのオーダ依頼がありました。6月には血清アルブミンが3・1g／dℓまで改善。右前腕は切断予定でしたが、切断を望まないという家族の意思を尊重し、注意深く経過観察していたところ、手首で枯れるように折れました。その後、右上腕の悪化は認められませんでした。

8月に全身状態が改善したため、透析ができる病院への転院が家族に打診されましたが、夫人が自宅で看たいと強く希望し、8月末日に退院することになりました。そこで、経腸栄養剤の調整方法を夫人に説明することになりました。使用する経腸栄養剤とMCTの購入方法、自宅での調整の手順を絵に描いて渡したことを今でも覚えています。しかし、退院10日後に右胸水貯留で再入院となりました。夫人に自宅での介護の様子を伺ったところ、それはそれは神経を使った、とのことでした。印象的だったことは、患者さんがチューブを抜かないように、チューブに鈴をたくさん付けて音でわかるようにしたり、患者さんが夜間起きた時にわかるように患者さんの足と夫人の手を紐で結んだりしたことでした。

9月末に再度自宅に退院となるも、10日後に誤嚥性肺炎で再入院し、1カ月後に眠るように息を引き取られました。寝たきりの状態でしたが、褥瘡もありませんでした。当時の経腸栄養剤は1キロカロリー／㎖のものが主流で、これを1・5キロカロリー／㎖の濃度に調整することやカリウム制限をすることには困難なものがありました。また、医師の指示をクリアしても、ビタミンやミネラルが不足するきらいがありました。また、家庭で調整する場合は安価で作りやすい方がよいため、エネルギーを増やすために砂糖を使用しました。このために、調整した経腸栄養剤の浸透圧が高いことが予測されました。浸透圧を知りたくて、臨床検査部に無理を承知で測定していただいたところ、819mOsm/㎏・H_2Oもありました。幸い下痢は起きませんでした。

約7カ月の経腸栄養管理を行い、全身状態を改善させることができました。結果的には延命となりましたが、医師をはじめとする病院スタッフは家族とともに愛情深く支援できました。私はこのことが、病態に対する経腸栄養剤の調整を考える原点になりました。

移植までに目標体重へ
―更なる生着率の向上を目指して―

須見 遼子
大阪大学臨床医工学融合研究教育センター
栄養ディバイス未来医工学共同研究部門　管理栄養士

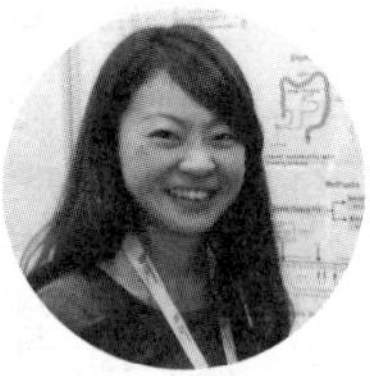

腎臓移植。私とその患者さんが出会ったのは2011年5月、移植コーディネーターからの1人の腎臓移植予定のレシピエント患者の減量に協力してほしいという依頼からだった。

本邦における腎臓移植の件数は、欧米と比較するとまだまだ少ない。献腎ドナーの少ない本邦では、生体腎臓移植は腎臓移植の約8割を占め、年間約1400件実施されている。昨今、メタボリックシンドロームまたはその予備群該当者が増加し、腎臓移植予定のレシピエント、ドナーにおいても該当者が見られる。肥満が腎臓の生着率を低下させる一つの因子であると考えられており、移植前からの内臓脂肪の増加による肥満の改善が重要となる。

45歳女性、10年前に糖尿病を指摘され、4年前、糖尿病合併症による腎不全を発症。3年前から血液透析導入となり、今回、腎臓移植目的にて泌尿器科外来を受診された。受診時、ＢＭＩは28・7と肥満を認め、腎臓移植は4カ月後、それまでにＢＭＩ25を切ることができるか。挑戦が始まった。

腎臓移植前のレシピエントに栄養指導をするのは初めてで、透析患者の場合、エネルギー、たんぱく質、水分、塩分、カリウム、リンなどの栄養素について適切な量を意識して食事をする必要がある。その上、減量する場合、ビタミンやミネラルなどの栄養素が不足しないようにする必要がある。何か良い方法はないか、主治医と相談し、経腸栄養剤を使用することにした。

使用した経腸栄養剤はグルセルナ®ＳＲ（アボットジャパン）で、糖尿病およびメタボリックシンドロームの予防や改善に効果が期待されている経腸栄養剤であることから、代替食品として使用することにした。

「これを晩御飯の代わりに飲めますか？」彼女の食事記録から計算し、夕食を経腸栄養剤に置き換えると、1日の摂取エネルギーを200キロカロリーほど抑えることができ、その他の栄養素については慢性腎臓病に対する食事療法基準の基準範囲内で置き換えが可能であった。経口摂取しなくてはならないので、飲めなくては意味がない。「飲めそう」の言葉を信じ、週に3回、経腸栄養剤を使った置き換えダイエットを始めた。

腎臓移植を成功させたいという彼女の強い意志によって、月に2回の通院が実現、受診のたびに、経腸栄養剤が飲めているか、運動がどの程度できているか確認し、内分泌代謝内科医・腎臓内科医と連携し、ドライウェイトの調整をしつつ、4カ月間モチベーションを維持しながら減量に取り組んだ。

結果、BMIは28・7から26・4に、体脂肪率も34・1%から27・5%と適正範囲内に改善した。患者さんは無事腎臓移植を終え、大きな合併症もなく経過。透析から解放されたことでQOLは向上し、元気に生活されている。経腸栄養剤を低栄養の患者さんだけではなく、肥満を伴う患者さんに活用し、減量指導のツールの一つとして今後も使用してみたい。

What a waste!

千葉 正博
昭和大学病院小児外科　医師

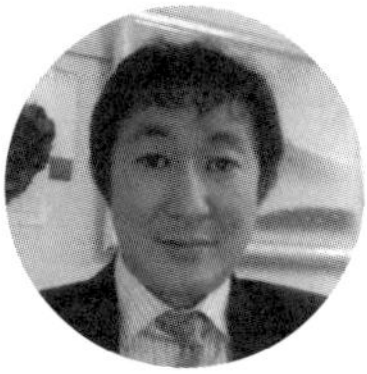

所変われば、状況も変わるものです。アメリカでは、ゴミの分別の必要はありません。どのようなものでも、同じ袋の中に入れて捨ててしまうことが可能です。例えば、飲みさしのジュースが入ったコップや、食べ残しが乗っているディスポーザブルの食器を一緒の袋に入れて廃棄できます。しかし、アメリカではそれが当たり前であり、「大量生産・大量消費＝文化水準の高さ」を意味する物質主義大国の典型例でもあります（最近少し変わってきていますが！）。

さて、日本はというと、元来、質実剛健、質素倹約といった「ものを大切にする」という文化が根底にありました。しかし、最近では「使い捨て」の外文化を取り入れ、

2つのベクトルの間で揺れ動く自画像を持つようになってきました。一方、医療の現場では1952年の「ライシャワー事件」を契機にその傾きが急激に進行し、完全ディスポーザブル化という極端な世界が完成しました。ただし、こと経腸栄養剤に関しては少し異なります。食事の代わりという感覚からでしょうか、なかなかこれらの変化がゆっくりであり、「もったいない」という気持ちが根底に流れているようです。とはいえ、衛生上の問題や誤投与などの安全対策上の問題、栄養科での作業の効率化など病院の機能上の理由から、ご多分に漏れず、昨今は、1回投与使い捨てディスポーザブル化のものが多用されるようになってきました。

NSTラウンドをしている時のことですが、ある低栄養患者さんの冷蔵庫の中が凄い状態になっていました。ズラーッと経腸栄養剤が並んでいるのです。本人に聞きますと、「栄養がつくからと出していただいたもんで、せっかくだからと飲んでいたんだども、なかなか進まないもんだね～。冷蔵庫に入れて少～しずつ飲んでいたのだども、毎日出るもんで～。は～これだけあれば元気さなるね！」と楽しげに答えてくれました。何も考えずに簡単にオーダーのみで出すことに慣れてしまっているスタッフ、「飲んでいます」という言葉をただ信じてさらに栄養剤を追加しようとしているスタッフ、たくさん手持ちがあることに違和感がなく満足感を得ている患者さん、これは普段から「物質主義」に飲み込まれて生きているからなのでしょうか。

「もったいない」の言葉には、なにも「物を倹約する」ということだけでなく、「その物の価値をいかに生かし切きるか」という意味があります。人間、一度、楽・贅沢を知ってしまったら、辛い・面倒な方へ戻るのは難しいものです。それでも、その行為にメリットがあるのであれば「やせ我慢」をしてでもやるべきでしょう。しかし、こと経腸栄養剤に関して価値を生かし切るためには、さまざまな確認手順を増やしたり、新たな流通システムを構築したりするのではなく、我々の根底に流れる「物を大切にする気持ち」を思い出すだけでも十分ではないでしょうか。我々は患者さんとともにさまざまなことを再考し、より成熟した関係を構築すべきではないでしょうか。

（William F. Ogburn著 Culture and Social Changeを読みつつ考えること）

わらにもすがる思い・・・

添野 民江
神奈川ＮＳＴナースの会　看護師

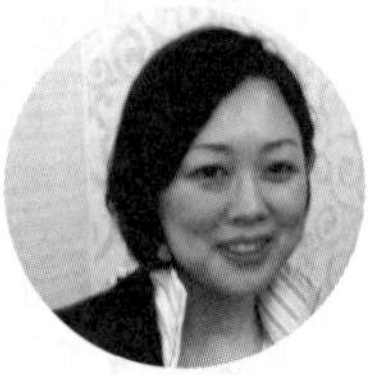

これまで、経鼻胃管や胃瘻、あるいは腸瘻からとさまざまな方法で経腸栄養を投与されている患者さんを見てきたが、経口から経腸栄養剤を飲むということには、私自身抵抗を感じる。色々と改良を重ねて飲みやすくなっているとはいえ、甘ったるさやにおいなどが問題であり、果たして必要なエネルギー量を充足できるだけの量を経口から毎日取ることが可能なのであろうか。

５年前、私が外来勤務をしていた時のことである。当時、担がん患者さんが数多く通院され、外来で化学療法を受けていた。これらの方々から、「なかなか食べられなくて、体重がどんどん減ってしまうの」「ご飯がおいしくない。まるで、砂を食べているような感じ」、また、家族の方からも、「うちの人が日に日にやつれていく姿を見ているのがつらい。何とかしてあげたいんです」といった声がよく聞かれていた。その頃は、外来患者さんへのNSTの介入などなく、患者さんや家族らはこれらの訴えを、通院時に主治医や看護師に投げかけるしかなかった。しかし、脱水や低栄養が見られても、維持液や細胞外補充液を500㎖、これに脂肪乳剤を側管から投与する処置のみが行われる。当然のことながら、この程度の処置では限界があり、次第に自宅での管理も厳しい状況となる。

仕事の合間にできるだけ時間を作って上記の相談を聞き、自分の持っている知識の範囲の中で主治医と相談しながら、医薬品扱いの経腸栄養剤を処方してもらったり、栄養補助食品を紹介したりしていた。なかでも、某社のn-3系脂肪酸の多く含まれている栄養剤を勧めていた。しかし、1日に2本飲むことを推奨している商品であったが、1本の単価が高価であり、経済的な負担が大きい。抗がん剤治療を受けている状況下では、この問題は大きく、果たして受け入れてくれるのだろうかと疑問に思わずにはいられなかった。とはいえ、実際には、まず「試してみたい」と、ほぼ半数の患者さんや家族らは購入していた。飲み始めてからの反応を聞いてみると、「甘ったるいから飲むのが大変だけど、薬だと思って飲んでるのよ」「自宅では、作ったりするのが億劫だから適当に食べて、これ（経腸栄養剤）を飲んでいるの」「うちの人に少しでも良くなってほしいから、藁にもすがる思いで買っています」といった声が聞かれた。

この、「藁にもすがる思い」や「薬と思って」という言葉に、切ない気持ちになると同時に、患者さんの食生活のクオリティはどうなっているのかと腹立たしい思いでいっぱいになった。看護師として行うべきことは、ただ経腸栄養剤を勧めるだけではなく、少しでもおいしいと思えるような飲み方の工夫の仕方を提供したり、どうしようもないこれらの思いを聴いてあげられる環境づくりをしていくことが大事ではないかと思う。

周術期における経口補水液ＯＲＳ導入の恩恵

朝倉 之基
神奈川ＮＳＴナースの会　看護師

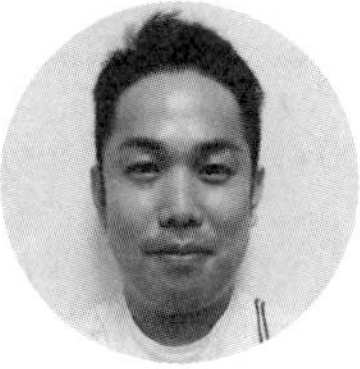

手術といえば当然のごとく、絶飲食とし静脈点滴が挿入された後、前投薬の注射を受けてストレッチャーで手術に向かうというのが当たり前であった。その周術期の常識を打ち破ったのが術前経口補水療法である。海外では、すでにclear fluidや炭水化物飲料による術前栄養管理のガイドラインが推奨されているが、本邦ではそういった術前の飲食に関するガイドラインは確立されていなかった。しかし、日本でも多施設大規模研究が組まれ、術前経口補水療法が確立されることとなった。

この臨床試験に参加した時の率直な感想は、「やることが随分なくなったな！」の一言である。今までなんと無駄なことをしていたのだろう。具体的には、術前に経口補水液（oral rehydration solution, ORS）を服用することにより点滴を入れる必要がなくなった。看護師としては、輸液管理の業務が不要となったことになる。輸液管理には、輸液速度の調節だけではなく患者誤認防止の対策や投与薬剤のダブルチェックなどの輸液に関わる業務全般を含んでいるため、これらが省略できたことはとても大きな恩恵であった。また、業務軽減に加えて、さまざまなインシデント・アクシデントの根源を断つというリスクマネージメントの側面からの効果もあり、受けるストレスが大幅に軽減したことも大きい。

また、患者にとっての利点も多い。術前は、緊張からか、のどの乾きを訴える患者が多かったのだが、導入後はその訴えがなくなった。当然、導入直後は「術前に飲み物を飲んでも、本当に大丈夫ですか？」と確認されることもしばしば見られたが、次第にそのような声も少なくなった。ほかにも、術前ではなく術中に点滴を挿入されるため、刺される痛みを感じることがなくなったこともメリットであろう。

しかし、現場では良いことばかりというわけではなかった。問題として一番多く見られたのは、医師同士の連絡不十分によるトラブルである。主治医からは通常通りの絶飲食・点滴挿入と指示が出ているのにもかかわらず、患者からは経口補水液による術前管理をすると麻酔科の医師から聞いていると言われたこともあった。また、逆に主治医からは経口補水液の指示が出されているのに、麻酔科からは点滴挿入の指示が出たりすることもあった。ほかにも、指示だけ出して経口補水液の入力を忘れる医師もおり、患者へ配膳がされなかったため、院内の自動販売機を探し回らざるを得ない状況となったこともあった。一方、患者側の問題も少なくない。思い込みからか術日朝まで1000㎖服用予定のORSを術前日に全て飲み干す患者がいたり、寝過ごして飲み忘れる患者がいたりと、色々な意味でトラブルが絶えなかったのも事実である。

術前経口補水療法継続にあたっては、現場の問題を少しでも減じるシステムの再構成は不可欠であろう。とはいえ、ORSは看護師だけではなく医療従事者・患者においてもメリットが大きい。少しでも多くの症例に適応され、患者・医療従事者がその恩恵を受けられることを切に祈っている。

長期間、1本の経鼻栄養カテーテルを使い続けた患者さん

栗井 一哉
栗井内科医院 医師

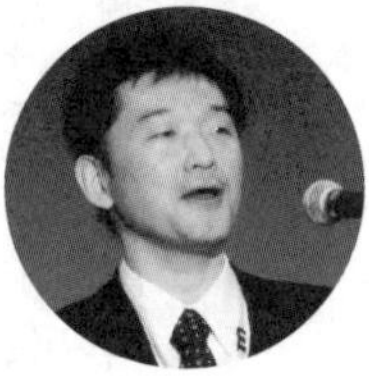

症例は60代女性。脊椎の手術の後遺症で下半身麻痺、車椅子で移動。元々水泳で国体にも出ていたというアスリート。彼女が気管支拡張症、それに起因する喀血の繰り返しで長期入院となった。食事も進まない。るい痩は進む。本人の健康意識は高く、相談の結果、経鼻栄養と食事の併用の方針となった。8フレンチのポリウレタン製カテーテルは、いったん留置してしまえば不快感もさほどないらしい。彼女は一度もカテーテルを自己抜去することなく、平穏に日々を暮らしていた（病院で）。食事からの摂取量は1000キロカロリーにはなかなか届かないが、毎度きちんと一定量を食していた。

当院では胃瘻カテーテルの清潔管理に名をはせていた毎注入後の酢水充填を経鼻栄養カテーテルにも導入しており、カテーテルの閉塞がない限り交換はしない方針としていた。なにせ入れ替えの時が、一番痛みや不快感があるのである。酢水充填をやっていれば、薬剤にさえ気を付ければ滅多に詰まることはないなあ、と普段から実感していたが、彼女の場合は飛びぬけていた。実に600日以上もの長期、1本の細径カテーテルを無交換で使い続けたのであった。しかも、最後までカテーテルは閉塞しなかった。呼吸不全によって、先に彼女の生命が途絶えたのである。

胃瘻カテーテルの定期交換は何のため？経鼻栄養カテーテルの定期交換は何のため？問題がないように上手に管理すれば、患者にとって苦痛を伴う（医療者にとっては手間もかかれば、リスクもある、医療費だってかかる）手技を減らせるのではないか。ちなみに本製品は、当時は添付文書にも定期交換の文言はありませんでした。悪しからず。

第6章

医療観、栄養医療の本質

経腸栄養の症例を通して積み重ねられた医療観、栄養医療の本質を考えさせられるものを選びました。

生きる尊厳は第三者が決めることではない！

―認知症終末期の患者を家族とともに支援して―

倉　敏郎

町立長沼病院　医師

高齢者、とりわけ高度な認知症への胃瘻、栄養療法に対する批判的な風潮が見受けられる。「胃瘻は、すなわち単なる延命処置」「尊厳のない命は生きる価値がない」という短絡的な捉え方が懸念されている。高度の認知症にＰＥＧを行い5年の経腸栄養を行った症例を通して、この問題を論じてみたい。

【症例と経過】

75歳男性。認知症のため特養ホームに入所中、異物誤飲（カーテンフック）のため入院となった。内視鏡的異物除去を行い、その後経口摂取再開するも誤嚥性肺炎を繰り返すためＰＥＧ導入を検討した。意思確認不能の高度の認知症で、家族（主に奥さん）との話し合いになった。ＰＥＧを行っても認知症の状態は改善する見込みはほとんどないことを話したが、「こんなにボケてしまってご迷惑をかけてはいますが、主人が生きていることが私の心の支えになっています。どうか長生きできるようにお願いします」との希望があり、ＰＥＧを施行した。その後、栄養等の状態は安定しているが、指しゃぶりなど手当たり次第にベッド周囲のものを口に入れようとするため、やむなく許可を得て拘束を継続して行った。

その後、奥さんと話をする機会を得た。「胃瘻から栄養をしているおかげで、ずっと元気でありがたいです。とにかく、病院の方々に感謝しております。私どもにとっては、主人が生きていてくれるだけで励みになります」と感謝の言葉をいただいた。奥さんはほぼ毎日来院し、患者のひげ剃りなどを行っていた。

その後、著変なく経過したが、次第に衰弱が見られＰＥＧ造設後5年で亡くなられた。奥さんから「みんなに助けられて主人を支えたこの5年間は何物にも変えられない貴重な時間でした。何もしゃべってくれませんでしたけど、ただそこで生きていてくれたのが私の励みになりました。満足しています」と話してくれた。

【考　察】

超高齢社会を迎えつつあるわが国において、「より良い死の迎え方」を意識する人が増えた。その中で、「尊厳のある死が重要」「価値のない生き方は意味がない」というような意見が多く見受けられるようになってきた。日本老年医学会のガイドラインでは、人工的水分栄養投与（ＡＨＮ）導入の可否を論じる際に、生きていることの意味を、「本人の人生をより豊かにし得る限り、生命はより長く続いた方がよい」という考え方で論じている。

しかしながら、「尊厳のある」「豊かな」という判断基準は誰がどのように決定するのであろうか。そこには明確な絶対基準は存在せず、個々人の生き方に多様性があるように、ＡＨＮ導入の判断には多様性があり、決して第三者が「尊厳がない」などと決めつけるべきものではないと考えられる。

本症例では、高度の認知症で、他者から見ると「尊厳のない」「価値のない」５年間と判断されたかもしれない。しかし、生きていること自体で家族にとっては貴重な存在であり、これこそが尊厳のある生き方ではないかと考えられる。

「心に残る患者さんたち」から学んだこと

天野　晃滋
大阪市立総合医療センター緩和医療科　医師

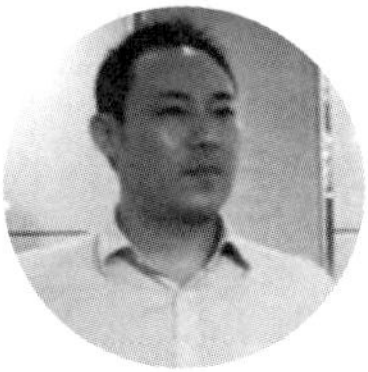

医師としての16年間で、多くの患者さんから栄養療法、特に経腸栄養の重要さを学んだ。今更ながら、「もしあの患者さんに適切な時期に経腸栄養を行っていたら…」や「かつての自分に今の自分の知識があれば…」と思うことがある。これまでの経験を通しての自分の成長と、現在の栄養療法についての考え方を述べたい。

【これまでの経験を通しての自分の成長】

もとは消化器外科医である。手術に関わる立場であり安易に絶飲食を行っていた。さらに不必要に中心静脈栄養を行っていた。自分の手技に自惚れ、栄養管理をしているつもりで自分に酔っていた。しかし、どんどん状態が悪化していく患者さん、救命できない患者さんを少なからず経験した。当時は「手を尽くしたのだが…やむを得ない」と考えていたが、思い返すと本当にそうだったのだろうか？

人生の転機でもあった医師としての10年目、本格的に栄養療法を学び始めた。そして専門的な知識・技術を得ることで、今までの自分の無知さ、傲慢さに気づくとともに罪悪感にさいなまれた。「人の命を左右する立場の医師にとって無知は最大の罪悪である」と考えるようになり、恥ずかしながら30代半ばで真面目に学ぶ姿勢を身に付けた。

【現在の栄養療法についての考え方】

現在、緩和ケア専門医として進行再発がん患者さんに関わっている。当初は緩和ケア病棟で活動していたが、次第に緩和ケアチーム・栄養サポートチームでの活動に重点を置くようになった。その理由は、緩和ケア病棟で待っている受身の姿勢では、栄養状態の悪化した患者さんにできるケアに限界を感じたからだ。それにがん患者さんへの緩和ケアは、がん治療の一環としての流れを大切にしないといけない。ではどうするのか。我流であるが、僕の場合は症状緩和と栄養療法である。そして患者さんにとっての食べる意味を大切にする。静脈栄養・経管栄養を行う場合は、強制栄養ということを認識し、患者さんとご家族の思いに沿うことができるように方針を決める。ただし、病期が進行し、不可逆的ながん悪液質の段階に移行した場合の栄養療法には注意を要する。栄養療法とは単に強化するばかりではない。患者さんの身体の状態、すなわちがん悪液質の病期を考慮した最適な方法を選択する。強制栄養のデメリットがメリットを上回ると判断した際は潔く撤退し、少量の飲水が可能なら点滴を中止することもあり得る。以下にまとめる。

1：生きるためには食べないといけない、食べるための症状緩和
2：できるだけ良い状態を長く保つための栄養療法
3：医学的妥当性と倫理的妥当性を考慮した上での強制栄養
4：患者さんの状態と強制栄養のメリット・デメリットで判断した潔い撤退

これまでご指導くださった多くの先輩の方々のおかげで今の自分がある。そのありがたさを噛み締め、これからは後輩の方々にお伝えしていく役目を果たしたいと思う。今回の駄文が少しでも役に立てばよいが。

医療は誰のために・・・

土師 誠二
済生会中津病院外科　医師

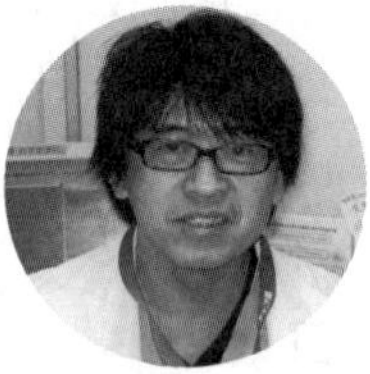

医療行為の妥当性は、生命の尊厳や医療経済的妥当性などを十分考慮して選択する必要があります。臨床栄養の領域でいえば、昨今、多くの議論を招いている高齢者に対するＰＥＧ(経皮内視鏡的胃瘻造設術)の適応も、その最たるものではないでしょうか。

さて、この議論の真っただ中、私のもとに緊急手術の依頼がありました。患者さんは91歳の女性、認知症で息子さん２人と同居しているのですが、前の晩より突然の腹痛が続き、近医へ受診すると筋性防御があり、腹部ＣＴ検査で大腸穿孔が疑われるとのことでした。救急車で搬送され診察しようとすると、認知症がひどいため暴れてしまい、「家に帰りたい」と言うばかりでなかなか指示を聞いてくれません。採血すると白血球数は700/㏄まで低下しており、大腸穿孔による腹膜炎と敗血症と診断、やはり緊急手術が必要です。息子さんたちに病状を説明すると、是非とも手術を行ってほしいとのことでした。

本人の同意は当然のことながら取ることはできません。当然、緊急手術に向かうのですが、ここで昨今の〝PEG議論〟が頭に浮かぶのです。その議論は端的にいえば、〝認知症高齢者では予後が限られているので食事摂取ができなくなればPEGなどの人工栄養法を考慮する必要がない〟ということです。この患者さんは91歳で認知症、呼吸機能も酸素化能が不良、ショック状態でAPACHE Ⅱスコアは21点で、死亡率も高そうです。救命するなら術後早期経腸栄養も必要です。食事開始もしばらく時間がかかりそうです。治療適応があるのか?と悩みつつも緊急手術を実施しました。やはり腹腔内は糞便にまみれ、術中に血圧が低下してショックとなったので昇圧剤を使用、穿孔腸管を切除、人工肛門を造設、カテーテル空腸瘻を造設しました。案の定、術直後の血小板数は低下してpre-DIC、ARDS(急性呼吸促迫症候群)を併発し人工呼吸器管理、プロカルシトニン値は41・3ng/㎖まで上昇しました。昇圧剤で血圧が安定したところで術後24時間目に経腸栄養を開始、経腸栄養剤は呼吸不全があるので消化態の免疫調整栄養剤を使用しました。術後5日目に昇圧剤から離脱、術後14日目に気管切開を行いましたが、20日目に人工呼吸器から離脱できました。

この間も経腸栄養で栄養管理を続け、嚥下訓練を続けながら術後30日目に気管チューブを抜去し、35日目よりゼリー食の摂取が可能となりました。この後、50日目より軟菜食が摂取できるようになり経腸栄養からも離脱できたのですが、元気になったらなったで看護師さんへの暴言、暴力的行動が激しくなり、こちらは苦情の嵐です。この状態で在宅へ戻れるのかなあ？施設へ移った方がいいのでは？などと思っていたのですが、息子さんたちは「家に連れて帰って2人で面倒を見ます」と言いながら、患者さんを車椅子に乗せてにこにこしていました。大丈夫かなあと思っていたのですが、結局、息子さんたちとともに、大変感謝していただきながらご自宅へと戻り、その後も元気に暮らしていて、時折外来に顔を見せに来ます。

さて、この患者さんを診て思ったことは、認知症高齢者でも積極的に治療すべきである、とか、早期経腸栄養は人工呼吸器管理中の重症患者に有効である、ということではありません。意思の発露ができない患者さんの生命の長さを決めているのは家族の愛情かも！ということでした。そして医療行為の是非も家族の愛情の上に成り立っているのかも！ということでした。この患者さんが、家族がいなくて独り身であったなら、この治療経過はどうだったであろう？在宅に家族が同意されなければどうだったであろう？と思ってしまいます。翻って、〝ＰＥＧ議論〟も、家族の希望、家庭の状況を抜きに医療者間で議論しても全く現実的でないように思います。〝医療は誰のために行うのか？〟この根本的な問いかけを再度考えさせられる患者さんでした。

第7章

ジレンマ、無力感

ジレンマ、無力感。そんなテーマの作品をまとめました。

家族にとっての胃瘻、医師にとっての胃瘻

藤田　繁雄
紀南病院外科　医師

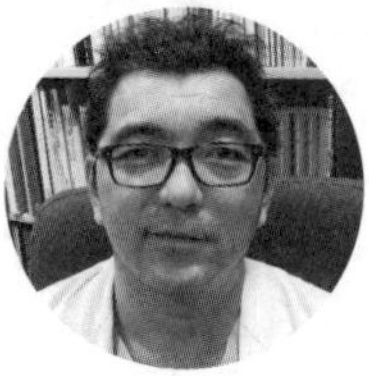

脳梗塞後の義母は嚥下ができなくなり、私が2009年にPEGを造設し、その後4年半を生きました。少し離れた地域に住んでいましたので、管理上の相談を受けたり、ボタン型胃瘻カテーテルを外来で入れ換えたりと、義母の胃瘻に対して医師としての立場で接してきました。

ところが、2011年9月和歌山県田辺市の山間部を襲った台風被害で眼前の川が氾濫寸前になり、介護度5の寝たきり状態で命からがらわが家へ避難してきました。義母は、唾液嚥下すらできませんでしたが、咳嗽反射は非常に強く、そのため終日唾液を吐き出し続けなければならず、ティッシュペーパーの山がすぐにできました。台

風襲来の半年以上前からこのような状況だったようです。いわば常時溺れかけているような状態を同居して初めて間近に見たわけです。険しい表情で喀出します。胃瘻を造った張本人としては、これでは胃瘻で生命が維持できる分だけ苦しめ続けていることにならないか、胃瘻造設は人として許されざる行為ではなかったかと考え込んでしまいました。

自宅での介護は妻を含めた義母の娘たちが分担して行いました。体位変換、オムツ交換、清拭、胃瘻からの経腸栄養管理…、自宅介護の現場を初めて目の当たりにしました。ただ、義母の意識は完全に清明で、話をし、笑い、泣いて、麻痺のない左手を動かすことができました。私の3人の娘たちは、義母が亡くなった当時、9歳、6歳、3歳でした。皆、義母が大好きでしたので、いつも横にきて、話しかけ、手を握り、オムツ交換すら手伝ってくれました。子どもの相手をする義母の表情は、優しく穏やかで、お遊戯会や運動会などのビデオを見せると嬉しそうに、声を上げて喜んでいました。私も、そんな表情を見る時だけは、唾液を喀出する音を聞くたびに感じていた罪悪感が薄れて、胃瘻のおかげで娘たちの成長を見てもらえると、ホッとする気持ちになりました。

嚥下ができない人に胃瘻を造って、自宅へ戻っていただく――これは医師としていつも行ってきた仕事です。その医師が同居して生活をサポートする身内の立場になると、冷静に観察することが染みついた医師の目としての側面と、幼い娘たちの父として義母に接する側面が混在した、奇妙な立場になります。前者は胃瘻を造設したことで苦しむ時間を延ばしただけかもしれないという罪悪感を生み、後者は孫たちの成長を少しでも長く見せることができたという喜びにつながります。いろんな考えと感情が交錯し続けた35カ月でした。

自宅で家族に囲まれながら静かに最期を迎えることができたのも、胃瘻があって自宅介護ができたからですが、あの時の胃瘻造設の判断がよかったのか悪かったのか、医師として、家族として、未だに答えが出せずに考えあぐねています。

胃瘻使用開始時期

近畿大学医学部附属病院消化器内科　医師
汐見　幹夫

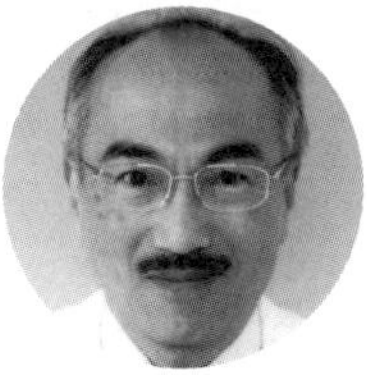

当時69歳のAさんとの出会いは、約23年前。元教員で聡明かつモナコでF1観戦されるほど行動力豊かな未亡人であった。10年来の糖尿病・高血圧で、近医での内服治療では血糖コントロール不良のため受診された。食事・運動および内服治療で当初は良好になったが徐々に血糖コントロール不良となり、高血糖から脱水となり入院されたため、81歳時からインスリン導入。その後数年は2人暮らしの姪の助けも借りず、自己血糖測定・自己注射を問題なく実施されていた。

84歳時手指振戦と身体が左へ傾き、歩行すると左に曲がってしまうとのことで、神経内科を受診。正常圧水頭症の診断を受けた。タップテストで症状の明らかな改善が得られた。L-Pシャント術は、本人は希望されたが高齢を理由に家族が同意されず、経過観察となった。その後転倒を反復、ついに大腿骨頸部骨折を来したが、直ちに人工骨頭置換・早期リハビリを行い、本人の努力もあって独歩可能に回復した。しかし、その後も転倒を反復し、短期入院を複数の病院で行うことになった。

87歳時ようやく家族も同意され、シャント術の予定となったが、眼科受診した他病院玄関で転倒、顎骨骨折を来し3週間入院、手術は無期延期となってしまった。この頃から、徐々に意欲の低下、認知機能の障害が目立つようになり、会話や体動も少なくなり始めた。摂食量も徐々に不安定になり、血糖コントロールもスライディングスケールでインスリン量を調節することも、自宅では困難になった。そのため、複数病院を2、3カ月ごとに転院する〝流浪の〟入院生活が継続することになり、環境の変化、会話の減少などから認知障害が急速に進行した。そして、ついに嚥下障害も認められるようになった。誤嚥によると思われる高熱を反復し、さらに転院生活を反復することになった。

88歳時本人の意思と家族の希望もあり、経口摂取を主としながら不足分や薬剤、水分を胃瘻から補充する計画で胃瘻造設を行った。その頃、自宅近くで何度か入院した

B病院が新築移転し、併設した介護付きマンションの第1号入居者となった。しかし、新マンションの体制が整うのを待つ夜間に、誤嚥・窒息死されてしまった。一度も胃瘻を利用することはなかった。

もっと早くにL-Pシャント術を実施していたら（胃瘻造設は難しくなったかもしれないが…）、また病院任せではなく家族が同居していたら、などいろいろ悔やまれる。理解のあるご家族ではあったが、医師である息子夫妻は同居することは希望されなかった。さて、自分の親が同じような状態になった際に引き取っての同居が果たしてできるのであろうか。

高齢化社会・住宅環境や医療制度などの、時代による変遷の狭間で不幸な転帰をとられることになってしまったが、医師としての限界・無力さを痛感させられた忘れ得ない患者さんである。経腸栄養には至らなかったが、未だに心に残る患者さんである。

食道がん術後合併症にて数回の手術を経腸栄養管理にて乗り越えた患者

白尾 一定
（独）地域医療機能推進機構（ＪＣＨＯ）
宮崎江南病院 医師

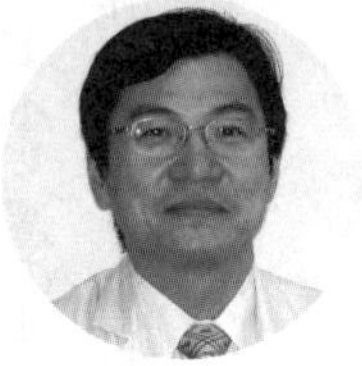

数年前に、「70代の男性が食道がん術後にて合併症がありＴＰＮ管理中であるが、対応に困っているのでどうにかできないか」との相談を受けた。患者は、食道がん術後に胸部食道全摘し後縦隔経路にて胃管再建されたが胃管が壊死となり、術後1週間で挙上胃管壊死切除、胃瘻、食道瘻造設し、約3カ月目に胸骨前経路にて右結腸を用いて再建、約8カ月目に遊離空腸にて再建したが縫合不全となり、1年目に縫合不全部の空腸と結腸を再縫合するも縫合不全が治癒せず、1年10カ月目に大胸筋皮弁、2年5カ月目に瘻孔切除等を行われて、腸管と胸骨との瘻孔のある状態で当院紹介となった。

当院入院まで6回の全身麻酔下手術が施行され、長期のＴＰＮ中であった。幸い食道がんは早期がんで再発の危険性は低かった。術前栄養状態は、身長１７０㎝、体重53・4㎏、％理想体重84％、体重減少は6カ月で7㎏、入院時は、総タンパク8・3ｇ／dℓ、アルブミン3・3ｇ／dℓにて、マラスムス型の栄養不良であったが、ＴＰＮにて良好に栄養管理されていた。腸管と胸骨との瘻孔があり、感染の制御が大切と考え、胸骨デブリードメント、胸骨後経路の結腸摘出、胃管内胃瘻造設、遊離空腸皮膚瘻造設術を施行した。唾液は空腸皮膚瘻から排出し、胃管内の胃瘻から経腸栄養管理を施行した。

３カ月後に形成外科に内胸動静脈と空腸動静脈を吻合していただき、皮下に遊離空腸再建を施行した。空腸チューブによる経腸栄養管理を術後1病日より施行した。

入院中の栄養管理は、初回手術時までＴＰＮ管理、初回手術後には、胃瘻からの経腸栄養、遊離空腸再建後は、空腸チューブより経腸栄養を開始した。退院前にバルーン型胃瘻チューブに交換した。退院時には全粥、きざみ食全量摂取、経腸栄養８００キロカロリーの状態で前医へ転院となった。入院中は経腸栄養を継続して投与し、退院時の体重は54㎏で入院時より0・6㎏増加していた。

私は当院に赴任する前は、鹿児島大学第一外科で食道がんの代謝栄養管理を行っていた。当時は3領域郭清全盛期で、縫合不全や術後肺炎など多くの合併症を経験したが、最近では、手術法や術後管理が進歩し、あまり大きな合併症を経験しなくなった。時に、重大な合併症が発生すると、主治医には、再手術の判断、家族への説明などの負担がのしかかる。自己嫌悪を感じながら患者と向き合うのは、外科医にしか、わからないであろう。患者の声を毎日聞きながら、改善を信じて治療していく。時に「神様はどうしてこのような試練を与えるのか？」と自問自答しながら治癒を信じて祈ることもある。退院される時の喜びは、これもまた外科医にしかわからない安堵の時である。外科医は手術手技の習得だけでなく、術後代謝の考え方、栄養管理法、感染管理等の知識は必須である。多くの患者さんの顔を頭に浮かべながら、「Meeting together, Working togetherの合言葉でチーム医療を行っているこの頃である。

思い出2つ

井川　理
京都第二赤十字病院外科　医師

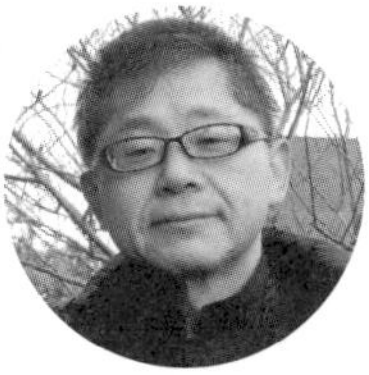

初めて経管経腸栄養というものを知ったのは学生時代で、ラグビー部の遠征試合で怪我をした後輩の姿でした。巨漢の足元に小柄な彼が正面から果敢にタックルをしました。ガツンという音がグランド中に響いて、彼の下顎は粉砕され緊急搬送となりました。

次の日に彼を見舞った私が見たのは、顎間を固定され話すことも食べることもできない姿でした。励ましの言葉にも彼は小さく頷くだけでした。

チューブとイリゲーターを持った美しい看護師さんが突然病室に入ってきました。そして明るい声で何か言いながら、手際よく彼の鼻にチューブを挿入しました。彼は大きく目を開き少し涙ぐみました。チューブをイリゲーターにつなぐと、彼女はその中に病床台にあった流動食、重湯と具なしの味噌汁と牛乳、そして何かをすりおろしたものを順番に躊躇なく流し込みました。なぜかそれをかき混ぜてにっこり笑うと、さっさと部屋から出て行ったのです。彼と私はくすんだ褐色の液体が少しずつ減っていくのを黙って眺めていました。

彼は数日で退院して大学に戻ってきました。それからひと月のあいだ、彼は講義の合間にイリゲーターを適当なところに吊るして粉末の栄養剤を水で溶き、自分でチューブを鼻に入れて経腸栄養を行っていました。体重が7kg減ったそうです。そんなことがあって私は漠然と経腸栄養は野蛮で、静脈栄養はスマートであると思うようになりました。

経腸栄養剤の効果を実感したのは外科レジデントの頃です。私の師匠は胃癌の根治性を高めるため大動脈周囲のリンパ節を広く深く取るという、今ではあまり行われない手術を得意としていました。この手術では患者さんが劇的に痩せてしまいます。再発しなくても見かけはいつまでも病人で、そのため職を失った人もいました。

この手術に耐えられたことが不思議なぐらいの小さなおばあさんがいました。「ぶぶ漬け」しか食べないような京都人でした。術後弱ってミイラのようになっていく姿に焦った私は、当時まだあまり使われていなかった例の缶入り栄養剤を出してみました。彼女はめずらしくその味をとても気に入ってくれました。子どもの頃に大好きだった「アイスなんとか」の味に似ていたそうです。毎日2本の栄養剤を飲むようになって、彼女はぐんぐんと元気になりました。太るとまではいきませんでしたが、肌にはつやが出て赤みが増し、笑顔もよく見られるようになりました。腸に入りさえすれば経腸栄養剤には大きな力があるということを知りました。

最新の経腸栄養剤には良いと考えられる栄養素が何でも入っています。飲めればどんな患者でも元気になるかもしれません。しかし飲めなければ何にもなりません。安易に経鼻チューブを入れたり、胃瘻を作るのも昨今少し抵抗があります。結局いつもアクセスこそが経腸栄養の一番の問題なのでしょう。

理想とコストとやれること

医療法人社団三喜会 鶴巻温泉病院　薬剤師
樋島　学

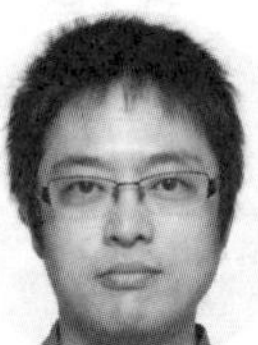

これは、私が急性期病院に勤務していた時に、ＮＳＴメンバーとなり、ちょっと慣れ始めた頃に関わった患者さんの話です。当時の私はコストをあまり考えず、質を重要視した栄養提案をする傾向にありました。しかし、この患者さんに関わったのをきっかけとして、患者さんや介護者の背景を少しずつ考えられるようになりました。

ある日のＮＳＴで回診することになったこの患者さんは、糖尿病で、胃瘻から濃厚流動食を投与していたのですが、血糖コントロール不良で、ＮＳＴに依頼となりました。また、胃食道逆流症が頻発しており、誤嚥を起こしています。状態は良いとは言えませんでしたが、本人やご家族はなるべく早く自宅退院したいという希望をお持ちです。

私たちＮＳＴメンバーは血糖対策として通常の濃厚流動食から糖質調整流動食に変更を、胃食道逆流症の対策として胃瘻交換の時期が迫っていたので、通常の胃瘻から経胃瘻的空腸チューブ（ＰＥＧ‐Ｊ）に交換するよう提案しました。当時のＮＳＴメンバーである外科医と管理栄養士と私（薬剤師）を中心に主治医を説得することとなりました。主治医が一番気にしたことはＰＥＧ‐Ｊに交換した場合の投与速度です。この部分はＮＳＴメンバーも危惧していたところですが、主治医から「患者さんとスタッフを拘束しすぎだよ」との意見が出るなど、胃瘻よりもさらに投与速度を遅くしなければならない部分がなかなか納得してもらえませんでした。しかし、誤嚥のリスクを考慮して、最終的にＮＳＴの提案は受け入れられました。

その後、患者さんの状態も落ち着き、いざ退院となった時、ご家族が糖質調整流動食の値段に驚き、経済的に持続不可能ということになりました。理想は糖質調整流動食の継続でしたが、医療保険の適応の範囲内で投与できる医薬品の経腸栄養剤に切り替えとなりました。経腸栄養剤への切り替えによって、投与速度にシビアに影響するようになったため、下痢防止のため栄養注入ポンプを使用することとなりました。ご家族も注入ポンプの使用方法についても興味を持ってもらうなど協力的で、退院後も注入ポンプ使用が何とか可能となり、無事退院されました。

この患者さんからは、在宅ではさまざまな理由で病院と同じような栄養療法が続けられないこと、投与速度の重要性の再認識と、その重要性をＮＳＴ以外のスタッフやご家族と共有しなければならないことなどを私は教わりました。切り替えの調整の期間を利用して投与方法の指導に立ち会った際の、ご家族のご意見も非常に参考になりました。今でも忘れられない、心に残る患者さんです。

第8章

患者さんと家族の気持ち

患者さんやご家族の気持ちについてつづられた作品をまとめました。

先生は「生きるための全てなんです！」

宮澤　靖
社会医療法人近森会 近森病院臨床栄養部　管理栄養士

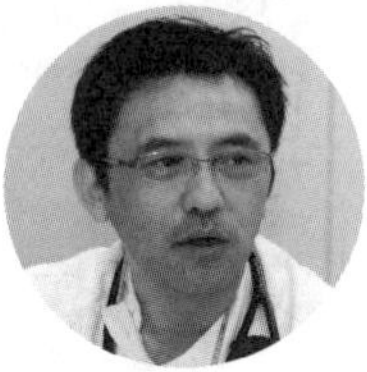

「もう10年になるんですね」と、外来でお会いする敏江さん。少し痩せ型の笑顔の上品なお婆様といった感じ。10年前には決して見ることができなかった笑顔である。

手足は痩せこけ、皮膚はガサガサ、しゃべることもやっとという感じで、ある日突然、外来にお越しになられた。敏江さんの人生は、病との戦いの人生であったと思う。20代後半に「前がん状態」と言われ胃を2／3切除し、51歳の時、乳がんを発症し乳房切除、55歳の時、食道がんを発症し食道全摘。以後、経口摂取不能となり腸瘻を造設されたが、63歳までの8年間は毎日下痢に悩まされQOLが著しく低下していた。しかし、73歳になる今も笑顔で元気で暮らしていてくれる。63歳までの生活は私たちの想像をはるかに超えたものであった。「下痢で困っている」と訴えても止痢薬が処方されるだけで「腸瘻ってこんなものですから…」と言われていた様子。腸瘻チューブも経鼻チューブを流用していたため刺入部はただれ、少し動いただけで激痛が走る。お腹には幾重にも貼られたチューブ固定用テープ。それを剥がしてみるとかぶれて真っ赤に腫れていた。患者会の顧問医師から、「長期に経腸栄養を行うと微量元素が欠乏するので毎日、ホタテを煮て、その煮汁を注入しなさい」と言われていたそうだ。

私は敏江さんが外来に来て数カ月後に、お手紙をもらった。「宮澤先生、いつもお世話になっております。・・・（中略）栄養剤の変更とポンプを使用して最近、お腹の調子が良くなったことを実感しております。便の状態も格段と良くなり、小指ほどの大きさとはいえ、ちゃんと便の形をして毎日出てくれます。回数も1日1～2回、それ以上は心配なくなりました。今まではちょっと買い物に出かけても自分の意思とは関係なく失敗がありました。いつも下着の替えを持ち歩いて不安で悲しい日々でした。トイレの失敗が解消できたことは、私を何よりも前向きにさせてくれています。手術後、食事ができなくなってからの8年間の苦しみは何であったのだろうかと思っています。生きてゆくことをとても悲しく思って8年を過ごしてきました。これからは前向きに楽しんで患って生けるかなと思うように、今考えが変わりました。もうすぐ孫たちが冬休みに入ります。列車に乗って何処かに行ってみようかと今、計画中です。・・・（中略）私の残りの人生にこんな幸せな時間が来るとは2カ月前には考えることもできませんでした・・・」と綴られていた。この年、敏江さんは、香川県の金刀比羅宮にお孫さんに手を引かれ１３６８段の石段を登ってお参りをしてきたと、笑顔で教えてくれた。

ある日の外来で、「8年間のうち2回、線路に立っていたことがあります。いっそのことと思った時に孫の顔が浮かび思いを止めました」と涙ながらに語ってくれた。「だったら、生きましょうよ。僕の患者は、簡単には死なせませんよ」と言ったら「先生はたくさんの患者さんを診ているから、私なんか『その他の大勢』かもしれないけれど、私にとっては『生きるための全て』なんです！」と。医療従事者として最高のプレゼントを敏江さんにいただいた。

1日でも長く

愛媛大学医学部附属病院　管理栄養士
利光 久美子

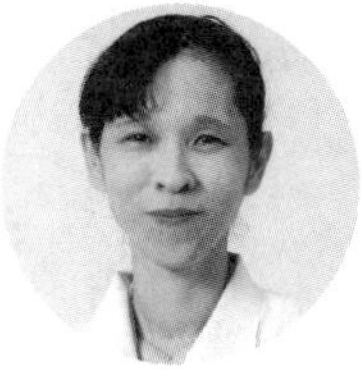

20数年前、私が就職したての頃に出会った、68歳の小柄な女性のお話です。初めて彼女にあったのは、膵臓の全摘手術後で、すでに鼻腔栄養を開始していました。鼻腔ルートから入れた成分栄養剤と、片手一杯の消化酵素の服用を余儀なくされ、その臭いが胃の中から上がってくる不快感を、強く訴えられていました。また、血糖管理のためにインスリン投与が行われていましたが、インスリンとグルカゴンの分泌機能を同時に失ったことから、成分栄養剤を用いて24時間持続投与を行うも、低血糖と高血糖を繰り返し、血糖管理にも悩まされていました。術後に化学療法は施行されず、1日でも早く自宅療養へと退院に繋げるために、日々の栄養管理と自己血糖管理

の習得が、彼女に求められる課題でした。私の責務は、その彼女の課題を助けることであり、鼻腔栄養から食事への移行を進めることでしたが、彼女から、「息子に会えるまで生きていたい。鼻のチューブは不快だけれども、食べられるようにはならないと思うから、このままにしていてほしい。退院も延ばしてほしい。先生（医師）にもそのことを伝えてほしい」、そう、泣きながら訴えられたことを鮮明に覚えています。

当時の私は、患者の希望を叶えるために、医師に伝えることとしか考えが及びませんでした。彼女の話を先生（医師）に伝えた時、「1日でも早く家へ帰してあげたい。今度入院をしてきた時には…。だから頼むよ」。先生にとって経鼻カテーテルの抜去は、患者の気持ちを思うと苦渋の選択だったのだと思います。その当時は、TPNもPEGも当たり前の在宅栄養管理法ではなく、経口摂取が可能か否かで退院が決定されていました。残された方法は、経鼻カテーテルを抜去した後の食事と経口による成分栄養剤の併用でした。

先生は、彼女へ説明を行う際に私を同席させ、自宅療養を進めながら経口栄養に切り替えることの必要性について、繰り返し説明をされていました。しかし、彼女の希望はただ一つ。退院ではなく、命が尽きるまでに連絡がつかなくなっている一人息子に会うこと。なかなか医師の言葉を受け入れることはありませんでした。彼女にとっての入院と不快な鼻腔栄養は延命手段なのだ、と感じていました。

経鼻カテーテルの抜去を受け入れた後、彼女は、必死に自分の栄養管理と血糖管理に取り組み始めました。食事が摂りにくくなれば、病院に相談の電話がありました。彼女の精神力が功を奏したのか、余命3カ月と伝えられながらも1年6カ月、自宅で療養生活を行うことができました。望んでいた息子さんにやっと会えた2日後、安らかに息を引き取りました。精一杯、命と向き合った彼女に、多くのことを教わりました。

胃瘻への想いさまざま

東條 久美子
介護老人福祉施設アイランドシティ照葉　看護師

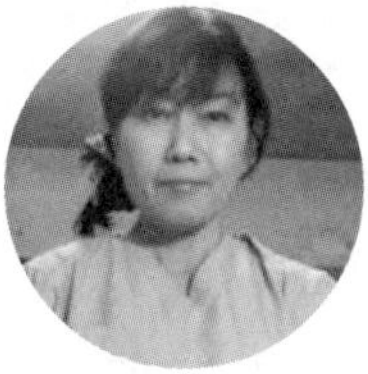

終の住処と言われる介護老人福祉施設（特養）は、口から食べることに関する課題がたくさんあります。

《ヨシ子さん（仮名）84歳の場合》

1年半前のご入居の際に意向確認した時、ご家族はきっぱりと即答だった。

「それはありません！胃瘻を造ってまでとは考えていません！」

しかし、数カ月が過ぎたある日のこと、

「実はここには看取るつもりで入居させたのですが、案外に元気になったし、もしまた食べないようになったらその時は胃瘻も視野に入れます」と意向は変更された。それから2年経った今も、ヨシ子さんはミキサー食を全介助でなんとか口から食べていただけている。ご家族の思いは揺れ続ける。ご本人は「管なんかイヤよ」と言っておられるが…。

《万作さん（仮名）95歳の場合》

肺炎で入院中だった万作さんの意識がなくなったと連絡があった。これまでにも誤嚥性肺炎で何度か入退院を繰り返してきた。

万作さんには息子さんが3人いるが疎遠のため弁護士が後見人だ。今回の入院で医師から胃瘻の話が出ると、彼はきっぱり断ったという。年相応のもの忘れはあるものの、比較的しっかりしている方だった。

点滴だけで長らえてきた命がまもなく終わりを告げようとしているのだろう。『死に様はすなわち生き様である』という言葉が重く心に響く。

《ハナさん（仮名）80歳の場合》

もう何度目の入院だろうか。

リウマチで手足が思うように動かせず、寝返りさえ打てなくなって数年が経つハナさんを、私たちの施設で受け入れたものの、入居してすぐに高熱を出し、肺炎で入院。これを繰り返すうちにご家族の希望で、ある日胃瘻となった。

「見殺しにするように思えて、〝造らない〟という決断はできなかった」のだという。

退院後も1日に数回ネブライザーと吸引を続け、ていねいな口腔ケアも欠かさなかったが、長期にわたるリウマチ治療の副作用のためか、感染を起こしやすく、施設に戻って1~2週間もすると肺炎を起こして入院する。

ご家族は「できる限りの医療を！」と望まれている。ハナさんは話をする気力すらなく、いつも目をつむりベッドに横たわっている。話しかけても曖昧にうなずくだけだ。

私たちは、胃瘻から指示通りの栄養剤と水分を注入して栄養管理をしている。ただ時々、このままの毎日を続けるだけでいいのだろうか…、と疑問が湧いてくる時がある。ハナさんに聴いてみたい。

「ハナさん、あなたは本当はどうしたいの？」

同世代の熱傷患者が教えてくれた経管栄養の必要性と苦悩

鈴木 裕也
製鉄記念八幡病院リハビリテーション部 理学療法士

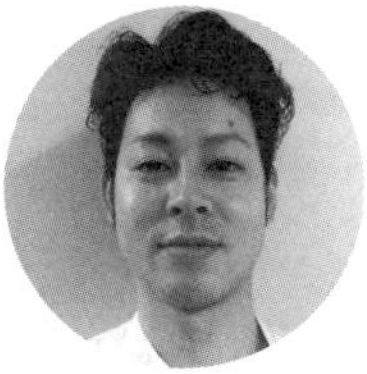

「私は、鉄工所で作業していました。ドンという音に気付き、振り返るとマグマが自分に向かってきて…。熱い・痛い・苦しい…薄れゆく意識の中、聞こえるのは悲鳴とサイレンの音。それから先は覚えていません。自分の名前を呼ぶ声がどこからか聞こえてきて目を開けたら一面白い世界。私はどこかもわからないベッドの上で寝ていました。手足に力は入らず、気付けば口には管、鼻からも管が…。横を向くとマスクにエプロンをした誰かが、母と父によく似た声で自分の名前を呼びながら泣いていました。覚えているのはそのくらいで、今でも事故直後からの記憶はほとんどありません」

皆さん、いかがでしたでしょうか？これは実際に起きた事故です。彼は私と同世代です。彼は一命をとりとめましたが、その代償に両足を失いました。これからお伝えするのは、そんな彼が教えてくれた熱傷治療の現状と経管栄養の必要性と苦悩です。

「自分が何をされているのかがわかるようになってからは、苦痛しかありませんでした。息は苦しくしゃべれないし、鼻からも管が入っているし、こんな管、何度も抜いてやろうと思いました。そうするとまた意識がなくなっていくんです。今考えると、暴れていると思われていたんでしょうね。毎朝はホント地獄でした。手足は真っ赤にただれて、筋肉は落ちて骨しかなくなって。さらに、裸の自分を多くの女性が取り囲み、恥ずかしいと思えば次の瞬間ものすごい激痛が…。初めは恥ずかしかったけど、後からは痛すぎてどうでもよくなりましたね。あの毎日の付け替えとシャワーの時間は、本当に勘弁してほしかったです」

自分と同世代。このような体験をすると、同じように感じると思います。肝心な経管栄養の件ですが…。

「ご飯ですか?あの朝の激痛は食べる気力もなくしますね。栄養とらないと傷も治らないってみんな言うのでわかっていましたけど、食欲はありませんでしたね。病院食とか好きじゃないですけど、好き嫌いではなくて食欲自体がなかったです。だから、鼻からのチューブの栄養はしょうがなかったですね。水とか飲む時、飲み込むたびに気持ち悪いし、嫌でしたよ。けど、食欲ないんでどうでもよかったです。毎回毎回点滴刺されるよりはマシですね。傷も治ってきて、まあ痛いですけど、シャワーとか我慢できるようになってきたら、食欲も出てきましたね。食えるようになってからは、このチューブは邪魔でしょうがなかったです。チューブが抜けて、何でも食っていいと言われた時はうれしかったです。親も作ってきてくれるし。鼻のチューブが抜けたらやっぱり違いますね」

すべて彼からの言葉です。食べられる能力はあるのに食欲は湧かない。治療上の必要性の理解の上での苦悩と必要な経管栄養。私が経験した若年熱傷症例たちはみんな我慢強くて、治療の上での経腸栄養と無駄なルートは入れないというのがどれだけ大事なのかを教えてくれた患者さんたちです。

胃瘻導入に赤信号
―家族との関わり方を考える―

宮崎　徹
厚生連滑川病院　薬剤師

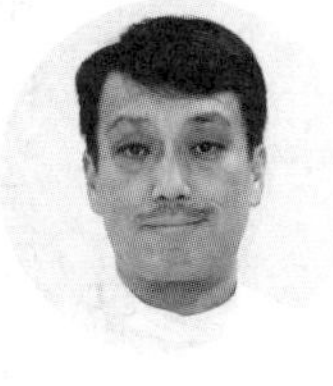

ＮＳＴが胃瘻導入に関与する機会は何度もありましたが、胃瘻造設で栄養状態の好転が期待されながら患者家族の同意が得られず、その間栄養低下に悩まされた経験があります。

高齢の女性が脳梗塞で搬送され、到着時は開眼していましたが右半身麻痺と失語がありました。経鼻栄養を開始し主治医からＮＳＴへ依頼がありました。摂食機能を確認し間接嚥下訓練を始め、１カ月半で経鼻胃管を抜去し、口からの食事が開始できました。１日に必要なのは１２００キロカロリー。しかし経口摂取は2割に満たない日が続きます。末梢輸液を併用しても必要な熱量には届きません。

お腹は減っているはずなのに、なぜだろう？　回診のたびに問いかけても、女性はにこにこと微笑むだけでヒントをくれません。食形態を考え、家族に嗜好を尋ね、少量で高熱量の栄養剤を選択しましたが、いつも一口二口でご馳走様。ついに、胃瘻または中心静脈栄養の適応と判断せざるを得ませんでした。

家族、特に女性のお子さんは胃瘻を頑なに拒みました。「母に意識はある」「口が動いている」「ちゃんと食べているではないか」と。ちょうど胃瘻バッシング記事が連日マスコミに取り上げられている時期でした。医師、看護師、管理栄養士、理学療法士、そして私、薬剤師が、「摂食量が足りない」「このままだと痩せて退院できない」と家族を説得しました。医師から家族への説明も繰り返しました。採血をするたびに女性の栄養評価CONUT（controlling nutritional status）が下がり、体重も減りました。胃瘻を躊躇して、確実に低栄養状態を作っていました。

経鼻胃管が抜けてから2カ月近くたち、体重は10kg減り、CONUTは12点満点で3点から6点に悪化しました。家族にその栄養状態を再度説明し、ようやく胃瘻に同意していただきました。私たちも2カ月で急に悪くなったものを、どこまで回復できるか心配しました。しかしその後、女性は見事に回復し、体重を5kg、CONUTを

2点まで戻しました。

しかし、胃瘻になってから家族はあまり病院に来てくれなくなりました。食べられない時は、家で作った女性の嗜好品を少しずつ密閉容器に入れて毎日通ってくださっていたのに。経口摂取も可能なので差し入れを断ることもしませんでしたが、胃瘻造設を境に家族の足は少し遠のいてしまいました。家族とスタッフの間にすきま風が吹いたような状態のまま、患者さんは施設に転院されました。胃瘻にしたことで家族の一生懸命な気持ちに水を差したのではないかと、スタッフは今でも気にしています。

現在、女性は自力摂食も可能なまでに回復しているとのことです。スタッフは女性の栄養状態を改善するために奮闘し、胃瘻により結果を出しました。しかし、家族にとって女性のお腹に穴をあけて栄養を入れることは、尊厳の否定になってしまったことも理解できます。

命をつなぐ「食べる」ということができなくなってしまった時にどうするか。この答えを自問自答しながら、これからも研鑽を積んでいこうと思った症例でした。

あとどれくらい生きられるの

公立藤田総合病院消化器病センター　医師
木暮 道彦

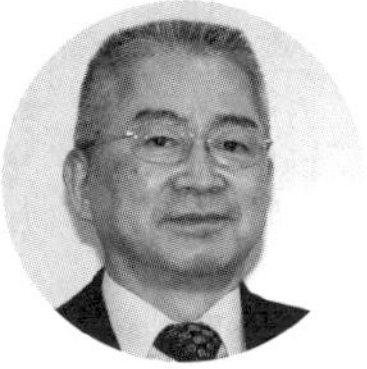

彼女は、上腸間膜静脈血栓症で救急センターに搬送されてきました。敗血症によるDIC（播種性血管内凝固症候群）で、呼吸不全とショック状態でした。直ちに開腹しましたが、小腸は大部分壊死しており、トライツ靭帯から5㎝、回腸末端から5㎝が彼女に残された小腸でした。しかし全身状態のあまりの悪さに、手術の前立ちをしていただいた私の上司から、「あと3日で死にます、とムンテラしてこい」との指令を受けました。夫にそのまま伝えると、顔中を涙でいっぱいにしながら、「なんで結婚1年目で死ななくちゃならないんですか…」。あれから21年が経ちます。

何とか救命でき、1カ月後に小腸を側々吻合しましたが、1日十数回の水様性下痢のため中心静脈栄養を行いました。これほど短い短腸症候群の患者さんの経験がなく、全く手探り状態でしたが、徐々に食べられるようになり、中心静脈栄養も1日1000㎖で間に合うようになってきました。在宅中心静脈栄養にするため、自分で穿刺針を刺すことにも慣れ、ポンプで夜間投与できるようになりました。

術後1年目頃に下肢の筋肉痛が出現し、セレン欠乏症と判明しました。セレン製剤は当然発売されておらず、「鉱業製品　劇薬」と記載のあるセレンを薬剤部に頼み込んで、投与医師の全ての責任のもとにと念を押され300μg/日で投与開始しました。その後筋肉痛は消失し、微量元素の大切さを教わりました。

術後3年目頃から、ポート感染やカテーテル閉塞が頻繁になってきました。術後血栓予防に投与してきたワーファリン®とパナルジン®も効果なく、検査の結果、プロテインC低下症と判明しました。一時は両鎖骨下静脈から上大静脈まで血栓で閉塞するという恐ろしい目にも遭いました。カテーテルの確保が困難で、同じ鎖骨下静脈のルートを使用した時はピンチオフ症候群を3回続けて経験しました。現在は大腿静脈から留置していますが、これが閉塞するとあとがなく悩みの種です。

信頼は時に過剰な負担になり、逃げ出したくなることもありましたが、彼女の一途な感謝の念が、辛い処置や辛い報告にも懸命に耐えてくれて、私を後押ししてくれたような気がします。私にとって彼女はまさに生きた短腸症候群の先生でした。

あの時生まれたお子さんは七五三や入学式、成人式など写真で拝見してきましたが、今こうして文章を書いていて初めて気付いたことがあります。彼女はあの厳しい状況で子育てをし、両親・夫を支えてきたのだなと。一言も愚痴をこぼさずに。春先になると、「嫁がお世話になっている先生に」と、おばあちゃんが作った密造酒（ドブロク）を持ってきてくれました。それも東日本大震災の時に亡くなられたとのことで中断していました。しかし今度は、おじいちゃんがその遺志を引き継ぎ、見よう見まねで作ったちょっと酸っぱいドブロクを持ってきてくれるようになりました。あのすばらしい家族に支えられながら、彼女は生きてこられたんだなと実感しております。

家族も栄養士も本気。栄養士の説明責任

齊藤 大蔵
社会医療法人近森会 近森病院
栄養サポートセンター 管理栄養士

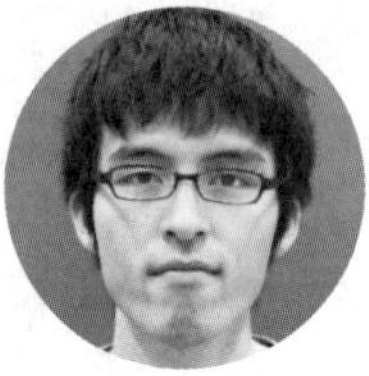

「今の体重は57kgでしょ？経腸栄養で１８００キロカロリーですって！これ以上娘を太らすの、リハビリもしないといけないし、太った娘を介助するのは、あなたたちじゃなくて、私なのよ!!」。母親は本気だ。

この患者さんは30代であったが、もやもや病のため数年前に脳出血を起こしてから、生活全般に介助を必要としていた。

「娘の介助、栄養管理は全て私がしているの。娘の体重は50～51kg、食事は１２００キロカロリーぐらいになるように、私が調整しているのよ」

病院栄養士としてスタートを切った1年目の7月に、患者さんの母親から言われた

言葉である。この時の患者さんは、顔は真っ赤で、全身が浮腫んでいた。体温は40℃を超え、おしっこが全く出ていなかった。入職したばかりで病態のことはよくわからなかったが、Aさんの状態が、ものすごく悪いことだけはすぐにわかった。体重が増えたのは浮腫のせいであろうことは、新人栄養士の私でさえわかるくらいの浮腫み方であった。必要エネルギーはTEE: 1860（BEE: 1330×AF: 1.0×SF: 1.4）と算出し、数回にわたって栄養アセスメントの内容、消費エネルギーについて母親に説明した。しかし、母親も本気だ。娘への経腸栄養の内容について、どうしても納得できていなかった。経腸栄養が開始されてからも、「看護師さん、私は母親で娘のことをよくわかっているから、1本分の栄養剤は必要ないので娘に入れないでください」と看護師に迫っている。説明しても納得してもらえないため、ベテラン看護師さんと相談し、面会時間が終了し、母親が帰宅されてから投与しようということになった。苦肉の策だった。しかし、上司の栄養士から、「そんな患者さんにも家族にも、ちゃんと説明できない栄養管理はするんじゃない」と一喝されてしまった。母親の本気から逃げて、コソコソとする栄養管理は心がこもってないんじゃないか？

また毎日母親のところに説明に行き、それでも納得してもらえず、主治医の先生からも説明してもらえるように頼み、何とか1600キロカロリーで経腸栄養を続けることとなった。

その後も発熱はなかなか収まらず、40℃を超える日が長く続いた。発熱が収まった頃には浮腫はとれていたが、発熱で消耗したのか反対に痩せきってしまった。母親からは「こんなに痩せてしまうなんて思っていなかった。もし、あの時1200キロカロリーにしてしまっていたら、栄養失調で娘は死んでたかもしれない」と、その時も母親は本気だった。家族を思う気持ちは本気で、その本気に少しでも応えられたことが嬉しかった。逃げずに毎日説明に行って良かったと心の底から思えた瞬間である。その後の経腸栄養の計画は、母親から任せてもらえるようになった。結局、1年近く入院することとなり、治療の関係で体重は転院間際まで測定することができなかったが、転院する直前の体重は45kgであった。

父のために

栗山赤十字病院医療技術部栄養課　管理栄養士
真井 睦子

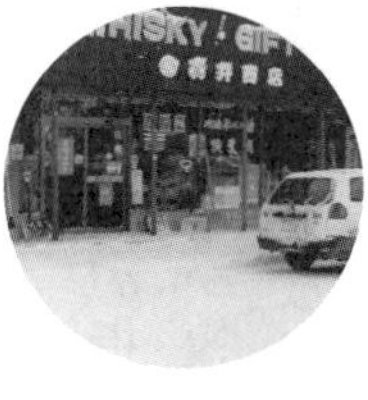

Sさんは、小さなお店を営んでいた。お酒やお菓子、いろいろ売っている田舎のお店で、雑穀業や農薬販売も行っていた。休みの日にはゴルフに出かけていた。ある日の朝、いつもの時間に起きてこないので、妻が寝室に行って声掛けしたら、嫌な顔をしてやっと起き上がった。Sさんは何だか元気がなかった。休日イベントで近くの公園に車で出かけたが、周囲の人たちが、「Sさん、どうかしたのかい?元気なかったよ」と言っていた。何か変だった。いつもよりSさんは、確実に何かが違っていた。行動も顔つきも変だった。そういえば先日、妻と車に乗って道に迷ったことがあった。何度も行っている場所なのに…。

Sさんは、クロイツフェルトヤコブ病（Creutzfeldt-Jakob disease, CJD）に侵されていた。見る見るうちに失語、失行が見られ、家族は戸惑った。いや、Sさん自身が一番戸惑い苦しんでいただろう。Sさんは自分の名前も言えなくなっていた。自分で風呂に入れなくなり、娘が風呂に入れて体を洗った。娘に言った最後の言葉は、「むっちゃん、ありがとう」だった。Sさんは必死でその言葉を言っているようだった。

Sさんの娘は管理栄養士で、Sさんが住む地元の病院に勤務していた。大学病院で診断を受けた後、娘が勤務する病院に入院することとなった。主治医は内科専門の医師であったが、「最後まで診ますよ」と言ってくれた。Sさんはあっという間に重度嚥下障害となり、経鼻経管栄養となった。娘は、自分ができることは何かを精一杯考えながら、栄養評価と栄養内容をプランニングし、言語聴覚士の指導の下、間接訓練を行った。CT、X—P等で検査後、Sさんの胃は大腸の真下、複雑な部位にあり、胃瘻造設は困難であり、結果、中心静脈栄養で管理することとなった。静脈栄養内容は、医師と薬剤師、管理栄養士が検討し、カンファレンスを行い投与した。

Sさんは、娘が幼い頃から管理栄養士になることを望んでいた。「おまえは食べることが大好きだからな。栄養士になるのが一番だ」そう言っていた言葉を思い出した。

娘はまさかこんなに早く、父が寝たきりになり、静脈栄養内容を考えるとは思ってもみなかったが、「最期まで父のために今、やれることをしっかりやろう。そして、管理栄養士としてちゃんとした仕事をしていこう」、そう強く思っていた。

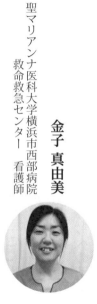

患者のQOLを尊重した栄養と関わり

金子 真由美
聖マリアンナ医科大学横浜市西部病院
救命救急センター　看護師

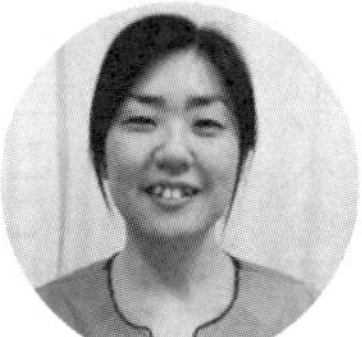

Aさんは、ワレンベルグ症候群にて私の勤める病棟に入院してきた。Aさんは、意識レベルや四肢への障害はなかったが、重度の嚥下障害を認めた。特に吃逆は24時間持続していた。経鼻胃管を挿入し、経腸栄養での栄養管理が開始となった。入院時よりAさんの栄養状態は良好であり、問題なく必要なエネルギー量を投与できると私は

思っていた。しかし、それは24時間持続する吃逆により早々に阻まれた。経腸栄養を行うことにより、吃逆が誘発され、嘔吐し、経腸栄養の投与が中止となることもあった。また誤嚥予防のため、投与量も増量することができなかった。

急性期から脱した頃、Aさんの病室を今までのオープンスペースから、4人部屋へ移した。その数日後の夜、Aさんは突然怒り出した。「ここの管理はどうなっているんだ。こっちはひゃっくりで眠れない。周りの人に迷惑がかかってるんじゃないかと、気になる」。入院後Aさんが初めてストレスを表出した瞬間だった。私たちは、患者の病気のことばかり診て、患者を取り巻く睡眠障害や今後への不安などのさまざまなストレスについて目を向けていないことに気がついた。Aさんには個室へ移動してもらい、周囲の環境が気にならないようにした。

その後、吃逆と嘔吐の軽減を目的に内服薬の追加、入眠時間には水分補充のみとし、胃の活動を抑えた。栄養投与量や速度についてもAさんに説明し、同意のもと調節を行った。時には毎日10㎖/時間ずつ投与速度を上げ、時にはAさんの「200㎖以上は無理、吐きそうで怖い」という発言を尊重し、Aさんの心と体が受けつける量の投与量に抑えることにした。また、経腸栄養を投与する際は、必ず車椅子へ移乗してもらうことで、誤嚥性肺炎の予防にも努めた。

少しずつ吃逆が軽減した頃、夜間の入浴や散歩の導入などを行い、Aさんの生活環境を整えていった。吃逆の減少により、夜間の睡眠時間が確保され、散歩などでの気分転換により、Aさんのストレスも軽減された。表情は明るくなり、私たちともテレビの内容や、リハビリでの様子なども話してくれるようになった。Aさんは特に「また口から食べられるようになりたい」という思いが強く、どんなに辛くてもリハビリ室へ通い、嚥下訓練を行っていた。私は、Aさんの「ゼリーがおいしかった。また食べたい」という前向きな言葉を、自分にとっても目標のように捉え、関わっていた。Aさんはその後、栄養状態が悪化することなくリハビリ病院へ転院し、転院先にて、経口摂取が可能となった。

私はAさんとの関わりを通じ、必要なエネルギー量を投与することだけが栄養管理ではない。時に必要エネルギー量の投与は、一歩二歩下がり、患者の気持ちを尊重し、入院環境を整えることが、結果的に患者の栄養状態の維持に繋がると学ぶことができ、私の心に残る患者との関わりとなった。

家族看護の視点から振り返る在宅経管栄養療法

―家族にとっての最善を考える―

聖マリアンナ医科大学横浜市西部病院　看護師
森 みさ子

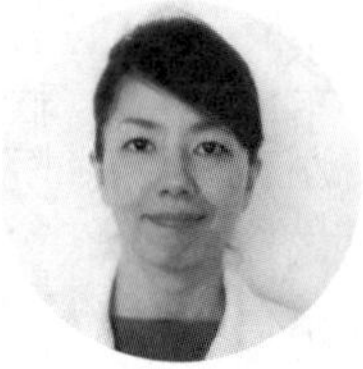

「お恥ずかしい話ですが、私たちは経済的に困っています」

今から10年以上も昔の話です。神経難病を患ったAさんのご主人が話し始めました。Aさんは、50代女性。四肢の動きはほとんどなく、嚥下障害も進行し胃瘻を造設。そろそろ退院という時期でした。

お話を詳しく伺うと、「難病が診断された頃から『わらにもすがる思い』で、信仰をしていて、多額の寄付をしました。ですから、貯金もないし、親族とも疎遠になっている」「でも、他人が家にあがるのはあまり好きじゃないし、生活保護も受けたくないから、私（ご主人）の収入で、できる範囲の介護方法を教えてほしい」ということでした。

　Ａさんは床ずれ予防のための寝返りや、オムツ交換、経管栄養の投与などが必要で、ケア依存度が非常に高いため、医療者としては訪問サービスを提案したかったのですが、Ａさんご自身も、「家族以外の人が家に来るのは嫌」というお考えでした。

　介護資源を評価するために、家族構成を見てみると、ご主人と中学生のお子さん２人との４人暮らし。朝７時半にはご主人とお子さんが家を出るので、日中は一人になってしまうことがわかりました。

　医師、看護師、リハビリ、ソーシャルワーカー、ＮＳＴとＡさんとご主人で話し合い、訪問サービスを利用しないで自宅で過ごす方法を検討しました（Ａさんは、特定疾患医療受給者として認定されていたので、訪問看護も自己負担ゼロで利用できるのですが、家族以外の方がご自宅に入ることを強く拒否されたため、訪問サービスを利用しないことにしました）。

【栄養剤の変更】
・食品から医薬品へ：Ａさんに必要な１２００キロカロリー／日を毎日投与するためには、食品タイプの栄養剤の場合、毎月約３万２０００円もの費用がかかってしまいます（1キロカロリー／mℓの栄養剤を30日使用したとして算出）。そのため、自己負担のかからない医薬品タイプの経管栄養に変更しました。

・濃度の変更：1回投与量を減らし、胃膨満を避け、注入時間を短縮するために、1キロカロリー／mℓの栄養剤から1・5キロカロリー／mℓの栄養剤に変更しました（投与ルートがPEGでしたので、半固形短時間摂取法も選択肢の一つでしたが、経済的問題やトロミをつける作業が増えるためAさんのご家族としては実行困難でした）。

【注入のタイミング】

入院中は朝・昼・夕の3回でしたが、ご家族のいる時間に注入、ルートの消毒まで終了させる必要があったため、朝・夕の2回注入に変更することを決定しました。

カンファレンスで方針を決めた後は、「できる限り体験して、家で困らないようにしたい」というご家族の願いを叶えるために、個室を準備して模擬自宅を設定し外泊体験をしていただき、ご家族で力を合わせて問題点を解決して、無事に自宅療養に移行することができました。

ケア依存度の高い患者さんには、訪問看護などの社会的資源を利用してほしいと願っていましたが、それは我々の価値観であり、押しつけの看護になっていたのではないかと気づかせていただきました。

その人の物語を紡ぎ、患者さん、ご家族のそれぞれの価値観や、生きてきた歴史を大切にできるように栄養療法をご提案したいと思います。

患者の思いにはっとした、胃瘻からの経腸栄養剤の選択

伊関 朱李
東北労災病院 管理栄養士

当院耳鼻科に入院された70代男性。喉頭がんのため、10年前に当院で右声帯を切除し、翌年、再発のため当院にて放射線治療を施行された。今回、喉頭がん再発疑いにて入院となり、入院翌日に生検と気管切開が行われた。今後手術を行うことも考慮し、栄養状態の改善のためにＮＳＴへ依頼となった。入院時は経口摂取をされていたが、両

側声帯麻痺があり、誤嚥が見られたため、経鼻栄養にて栄養状態の維持、改善を目指すこととなった。しかし、生検の結果が出ると、根治治療は困難とのことで、NSTも介入しながら余命の約1年間を自宅で過ごすための栄養管理方法の検討を行うことになった。

経口摂取は不可の状態であったが、患者さんの食べたい思いがかなり強かったため、プリンなどをほんの一口含んで味わい、飲み込まずに出す方法により、その思いに配慮しながら、胃瘻造設後に退院の方針となった。胃瘻から投与する経腸栄養剤について、食品、医薬品、液状、半固形状等のそれぞれのメリット、デメリットを踏まえて患者さんと相談し、自宅では、食品の半固形状流動食を使用することになった。NSTは、経腸栄養投与時間の短縮により少しでも患者さんの負担を軽減するため、少量で高エネルギーの400キロカロリー／160gの半固形状流動食を提案し、その製品が届くまでの間のみ、400キロカロリー／267gの半固形状流動食を使用していただいた。数日後、NSTが提案した製品が届き、経腸栄養投与にかかる患者さんの負担が以前よりも軽減したのではと期待しながら患者さんに感想を伺うと、筆談にて、予想もしない感想が返ってきた。

「自分は口から食べることができず、お腹がいっぱいという満腹感を味わうことができるのは、胃瘻から入れた栄養剤のみ。最初の栄養剤の方が、量が多く、満足感を味わうことができていた」

この言葉を聞き、はっとした。経腸栄養剤の選択の際、患者さんの退院後の生活を考え、金額、投与にかかる時間等は考慮しながら相談したつもりであったが、経口摂取が全くできないその患者さんにとって、胃瘻から入れた栄養剤による満腹感が、少しでも患者さんの心を満たす要素となっていたことを、私は全く想像できていなかった。その後、退院に向けて、妻の協力も得ながら胃瘻からの経腸栄養投与の練習をしている過程で、体重を維持するために必要な量を考えると、やはり400キロカロリー／267gの半固形状流動食では量が多く、また硬さもあるため、手の力が衰えてきている患者さんと高齢の妻にとっては負担が大きいことが問題となり、最終的には、初めにNSTが提案していた400キロカロリー／160gの半固形状流動食を患者さん自身が選択し、退院されることになった。しかし、今回のように、患者さんのQOLを一番に考えなければいけない場合、このような観点も考慮すべき要素の一つであることを、私はこの患者さんから初めて学んだ。

医療者が目指すゴールと患者・家族が目指すゴールがなぜ違う？

―患者さんからいただいた手紙を通して感じたこと―

春原　ひと美
前橋赤十字病院　看護師

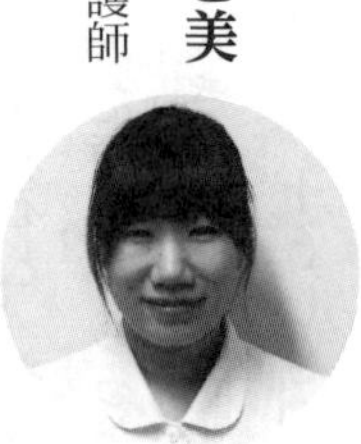

3日後に胃瘻造設予定の患者さんのベッドサイドにNST回診で伺った。その日は12回目の回診で、その時突然お手紙をいただいた。

S状結腸がんによるイレウスの治療中に、穿孔で緊急手術となった。術後、呼吸状態が悪化し、呼吸器管理となったが、離脱が難しく、気管切開に移行した。92歳という高齢にもかかわらず、筆談による会話は良好で、NST回診時にもたくさんお話をしてくださった。人工呼吸器を装着中だが、いつ訪室してもあぐらをかいて座っているか、車椅子に乗車していた。私はそういう姿を見て、治療に前向きだと感じていた。

栄養管理は経鼻胃管から呼吸商を考慮した栄養剤を注入し、NSTも介入した。経腸栄養は問題なく行えていたが、経鼻胃管の自己抜去があった。それを機に経腸栄養が中止となり、輸液と経口摂取による栄養管理に変更したが、それでは栄養状態の維持が難しく、経鼻胃管での経腸栄養を再開した。今思えば、自己抜去は不穏ではなく、意思表示だったのではないかと思う。その時なぜ、患者さんの気持ちに気付かなかったのか、患者さんの話を聞かなかったのか…。

その後、呼吸状態は安定したため呼吸器を離脱し、栄養状態も維持できた。現段階では経口摂取での栄養管理は難しく、長期の経鼻胃管を留置することが予想されたため、胃瘻造設の話を主治医より本人・家族に説明した。胃瘻造設は必要であると私も思ったが、転院が見えてきた矢先のことで驚いた。

患者さんより胃瘻手帳を熟読したと、筆談で話された。その後渡された手紙には「私の生命も、後幾日かわかりません。ですから先生方に従いたいと思いますが、私もこ迄の生命と覚悟して居ります。生きて居ても病院暮しに違いありません。家族の苦労も偲ばれます。何卒私の生命は必要ない物と思います。私も今になってこんな病気に取り付かれ自分でもがっかりしております」と。別のメモにはすでに「気分が優れないから胃に穴をあけるのは延期にして下さい」と書いてあった。

当院は救急病院であり、継続した治療が必要な場合は後方病院への転院を目標とする、すなわち、ここが当院の医療者のゴールと言える。しかしその治療を受ける患者・家族には医療者のゴールは、単なる通過点に過ぎない。この患者さんは家に帰りたい、そのために日々離床し体力を落とさないようにしていたのだった。経鼻胃管の自己抜去も「必要ない」という意思表示だったはず。経腸栄養を行い、栄養状態を維持できていたが、それは果たして望んでいることだったのか。自分の気持ちを手紙で伝えられる、その元気があるのも経腸栄養をしているからではないのか。色々な考えが巡り答えは出ないが、経腸栄養が悪者でも、胃瘻が悪者ということでもない。患者さんが悪いわけでも、医療者が悪いわけでもない。ただ、目指すゴールは一つにしなければならない。医療者のゴールに向かわせるのではなく、同じゴールを目標に、一緒に戦っていく。そんな関わりをしていきたい。

患者と医療者の経管栄養に対する認識の違いで学んだこと

安田 美菜子
前橋赤十字病院　看護師

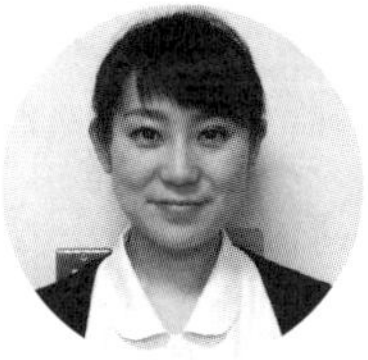

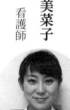

「これ、家でもやらなくちゃいけないの？」

経腸栄養が必要となるケースは、嚥下障害などによって経口摂取が困難な場合と、経口摂取の補助として経腸栄養を併用しているケースがある。「経腸栄養」と聞いて、医療従事者であれば、理解することや導入に時間はかからないであろう。ＰＥＧなどの周知はされてきたが、経腸栄養の存在を知らない人へ理解してもらうことは難しいと感じる場面に遭遇することが多い。

当院の食道がんの手術では、手術中に腸瘻を造設し、術後は腸瘻による栄養管理を行う。私がプライマリーとして関わった食道がんの手術を行った患者さんも、手術中に腸瘻を造設することが術前から決定していた。手術前のインフォームドコンセントでは、手術の説明に加え腸瘻の説明も行われたが、患者さんは手術のことで頭がいっぱいで「腸瘻」という慣れない単語を上の空で聞いている印象であった。

術後、早期に腸瘻を使用し経腸栄養が開始となった。患者さんは「腸から栄養をやっている」という認識はでき、自己管理指導の受け入れもスムーズであった。その後、経口摂取も開始となったが、術後の吻合部狭窄により経口のみで必要栄養量を補うことは難しく、在宅経腸栄養で退院の方針となったため、主治医から自宅で経腸栄養を継続する必要性を説明された。しかし、「食べられるようになるまで入院している」という想いがあったため、看護師からの「自宅でも…」という説明をイメージできないようであった。退院後も経腸栄養が必要である現実を理解してからは、自宅での経腸栄養を行うことに対し抵抗があった。

実際に、点滴や経腸栄養は病院で行うものという認識を持っている患者さんは多く、「これ、家でもやらなくちゃいけないの？」という発言は〝私（医療者）の当たり前〟と〝患者さんの当たり前〟がずれていたために生じた発言であると感じた。経腸栄養など、自宅でも管理が必要となる指導については、患者さんの目線に立ち考えることが重要であると感じた場面であった。自己管理が必要なケアに関しては、患者さんの理解がないと導入も継続も不可能である。そのため、経腸栄養に対する正しい理解をしていただくとともに正しい手技を習得していただくためには、看護師も栄養管理や経腸栄養の知識を身につけていきたいと思ったケースであった。

第9章
看取り、緩和医療

看取り、緩和医療にまつわるものを選びました。

それでも彼は一家の大黒柱

今里　真

（独）国立病院機構新潟病院消化器科／
大分健生病院ＰＥＧセンター　医師

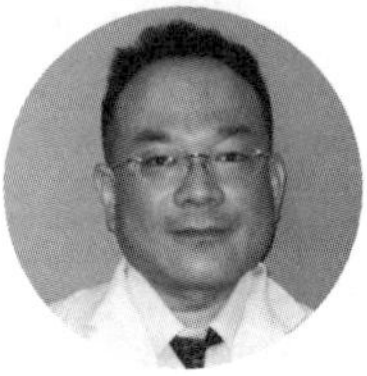

職業柄「こんな状態になるなら」とか「死んだ方がまし」という言葉を伺ってきました。「こんな状態」とは見慣れない状態で、見慣れている人には普通です。「死んだ方がまし」とは死んだ経験がない我々には、毎秒の耐え難い苦痛が取り除かれていないのでしょう。「質の悪い生」に代わるべきは「質の良い生」であり「美しい死」ではありません。経時的には毎秒、人の老化は進んでいますが、大切なことは「死ぬ直前までの今をいかに充実したものにするか」ではないでしょうか。

脳腫瘍で手術や化学療法が行われ予後が厳しい60代男性を担当しました。彼はいわゆる「一家の大黒柱」、意思疎通が困難でも彼が生きていることが家族には心の支えです。家族の希望は、本人が楽しみにしていた「8カ月後に生まれる孫の声を聴かせる」こと。脳外科医に訊ねると、「寿命はあと1カ月かもしれない」と。私にできることは「飢餓状態にしないこと」で、最も適切な胃瘻からの経腸栄養を開始しました。

その2カ月後に心停止、私は家族に「寿命が来たのだと思います」と告げました。しかし家族は諦めず蘇生処置を希望です。心肺蘇生30分、奥様の「もうすぐ赤ちゃんよ」と激励時に何と心拍再開でした（半年後は決して「もうすぐ」ではありません）。多くの方が「意識がないのに」と言われます。「延命」と「意識がない」は都合のいい方々が用いる用語かもしれません。健診の早期発見すら「延命」かもしれませんし、意思表示が困難な方を「意識がない」と表現される現状があります。「意識がない」とは脳波が平坦な脳死と重複しますが、家族見舞の足音での脈拍増加（嬉しくて興奮している）で「彼の意識」を感じとれます。

経腸栄養が再開できた本男性は、数カ月のちに奥様が録音した赤ちゃん（孫）の産声を聴かせたところ、動かぬ目から大粒の涙を流しました。私は「無言無動でも感動したのだ」と信じています。満足なのか翌日永眠されましたが、改めて科学の不完全さを思い知らされました。

真の「自律」とは「人の尊厳や価値は、財産や職業や外見や病気にとらわれないこと」です。「名作が書けなくなったから死を選ぶ」ことと「口から食べることができなくなったから死を選ぶ」ことは、同様に職業や病気にとらわれており、自律ではなく他律です。また患者家族の「介護うつ病」や医療者の「疲弊感」が患者へ転嫁されるケースもありますが、これは緩和ケアの誤解です。米国や日本の緩和ケアは、その対象が本人とされています。世界共通の緩和ケアとは世界保健機関（ＷＨＯ）が示すように、その対象が「本人だけでなく家族にも及ぶ」のです。そして緩和とは身体面から精神・社会面などをも癒すのです。胃瘻で「ただ生かされている」と家族が感じる（あるいは「介護うつ病」にある）なら、それは家族への緩和ケア不足なのです。彼はその生き様を通じて、我々医療従事者に多くの医療観を教えてくれました。

離島で出会った仲良し夫婦

田辺中央病院臨床薬剤部　薬剤師
片岡　聡

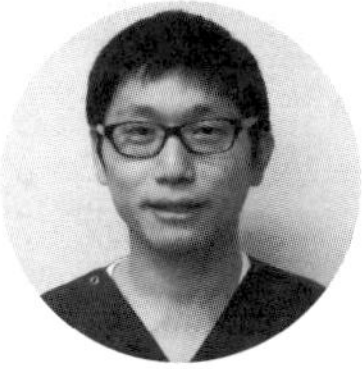

「俺はなにもわからんし家では何もできんよ」

妻のMさん（73歳）が、「自宅に退院したらがんばってね」、と病棟で声をかけた時の旦那さんの返答。すかさず冷たい反応が返ってきた。子どもたちは親元を離れて島にはいない。妻が自宅に戻るなら自分が頑張るしかないが、どうしていいかわからない不安が旦那さんの頭の中をよぎっていた。

Mさんは舌がんの治療のために島外で抗がん剤治療をしてきたが、がんの進行により舌の痛みがひどく、会話も減り、食事も通らなくなってきた。全身の体力の低下のため島外での治療は厳しく島内の病院（当院）にて治療することになった。

Mさんが入院してすぐに、主治医は栄養状態の改善と薬の投与目的に胃瘻を造設した。胃瘻から経腸栄養を開始し、薬は痛み止めとして貼り薬デュロテップ®パッチと疼痛時にオプソ®内服液を使用した。経腸栄養に加えてお楽しみ程度に経口摂取を試みるも、舌の痛みのため経口摂取はなかなか進まなかった。痛みの訴えがある場合は胃瘻からオプソ®を使用すると表情は和らぐ。しかし、Mさんは表情に出さずに痛みを我慢していることも多かった。

そんなMさんの希望は自宅に帰って過ごすこと。旦那さんは、Mさんの家で過ごしたい気持ちが強いことはわかっている。ただ自宅での生活に不安を感じていた。

そこで私たちは、旦那さんの不安を払拭できるよう努めた。栄養剤と薬剤の投与方法を理解してもらうためには大きな写真つきの手順書を作成し指導を行った。訪問看護師は入院中から病棟のベッドサイドに出向き、退院後の訪問看護を円滑に行えるように取り組んだ。私たち薬剤師は、退院後も在宅服薬指導を行うことに同意を得て継続的に関わっていくことにした。

そんな働きかけもあり、Mさんは無事に自宅に退院することができた。

数日後自宅を訪問した。

病院では苦しそうなMさんが、とてもうれしそうな表情をしている。まるで別人のようだった。2人はベッドを横に並べていつも添い寝をしていて、食事の時間には旦那さんが栄養剤を準備している。そして何より素敵なのが、痛み止めのオプソ®を痛みの前兆がある時にさりげなく入れてあげているのだ。2人にしかわからない意思疎通があった。退院前の弱音を吐いていた旦那さんの姿はもうなかった。自宅での2人暮らしは楽しそうだった。

そしてさらに数日後。今度は元気になったからと、好きなゼリーを食べさせてあげている。しかも、口腔ケアも旦那さんがやることにしたようだ。時々見せるMさんの笑顔が本当に幸せそうだった。

その数カ月後にMさんは亡くなった。舌からの出血があり状態が悪化し、最期は自宅で看取られた。旦那さんが言った。「みなさんが手を差し伸べてくれて本当にありがとう。お腹の管があったからこそ痛みをとってあげることができたし、2人の時間を過ごすことができました」

私こそ離島で仲の良い夫婦に会えて感謝しています。ありがとう。

匂い

社会医療法人近森会 近森病院ＮＳＴ　管理栄養士
佐藤 亮介

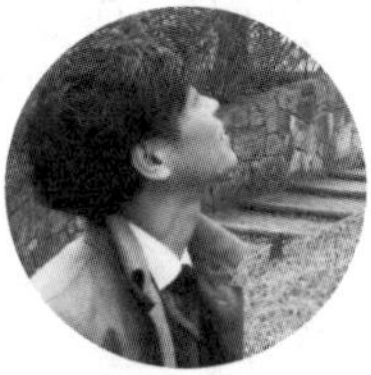

エレベータは8階を表示し扉が開いた。

「病棟の匂いが変わった」、目の前の風景を懐かしむかのように彼は呟いた。

M氏は地方都市の民間病院に勤務する、放射線科の医師であり、20年以上の勤続で院内のスタッフからはその優しい人柄から、職種を問わず慕われていた。

〝がん〟の診断が下されたのは2年前のことだった、坂を転げ落ちるように病状は悪化し、がんに対しての治療が開始された。

1年後の２０１３年には自力で食事を食べることもままならなくなり、胃瘻を造設することとなった。

2度目の化学療法を終え、都内の病院から戻ってきたM氏は、声にならない声で、「よ…う…」と言った。腫瘍の圧排が原因で、自身の意思を、言葉を…載せる音を失なっていた。血液検査も貧弱な値しか記されておらず、病に蝕まれる速度がまた加速していた。

M氏は医師業務に従事していた時分より腎臓病を患っており、時折、我々が食事指導をさせてもらっていた。熱心に耳を傾ける姿に、その後のM氏の人生を誰が予想できただろうか…。その既往のせいか、前医で投与されていた濃厚流動食が1日10gを切るたんぱく質量で処方されていた。腎不全だったとしても、供給量としては非常に少ない内容であった。処方設計を再考し、栄養状態の改善に努めた。

その後、化学療法施行のため数回にわたり前医と当院との往来が繰り返された。その度にM氏の四肢は細くやつれていった…。

そして時は過ぎ、治療の限界が訪れた。当院での「看取り」が判断された。我々の本当の意味での栄養サポートが始まった。

喉もと、気管切開部の左側に成熟した腫瘍、口元からは絶え間なく血がつたう。声を失い、わずかな瞳の輝きで語りかけてくる。今、この瞬間こそが彼の人生なのだと自分に言い聞かせた。M氏の瞳にうかがうたび、涙の欠片が鼻腔を刺激した。頬にこぼすことはなかった。

「このまま、今のまま、なにも変わらずいてほしい」、そう思った。

ある朝、病室の扉を開けると、いつもと違う匂いが漂っていた。彼が命のすべてを賭して発しているのだと察知した。

その翌日より、基礎代謝量を切る熱量と必要量を下回る水分量での管理を施行した。臨床の業務に従事する栄養士として、その行為がどういう意味を持つのか…。

葬儀に参列はしなかった。彼の存在を消してしまいたくなかったのかもしれない…。参列者の声の中に、「生前と同じ穏やかな表情だ。栄養士頑張ったんだね…」。後日、人伝えで耳に入ってきた。涙が頬をつたった。彼の生を輝かせる手助けはできたのだろうか…。今でもあの匂いを思い出す、彼の生きた証である、あの匂いを。

島みかん

田中　誠
釧路孝仁会記念病院消化器外科　医師

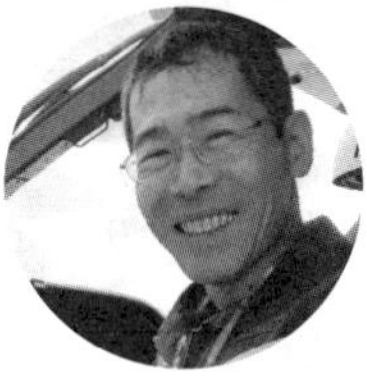

その患者さんとの出会いは南の島。

Ｙさんは脳出血後遺症のため右半身麻痺と構音障害があり、月1回の外来にはいつもご主人と一緒に車椅子で来院していた。一連の外来診察が終わるといつも笑顔で手を振って診察室を後にしていた。元気な時は踊りの名手だったそうで、私も診察中に何度も手ほどきを受けた。

ある日の診察で舌が痛いと訴えた。大好きなみかんを食べると沁みると言う。診察すると舌に潰瘍形成を認めた。嫌な予感がした。舌がんの疑いがあるので専門医受診を勧めたが、本人もご主人もそれを拒否。仮に悪性だったとしても専門的な治療は希望せず、ここで最後まで診て欲しい、島を出たくないと訴えた。

悪い予感は当たっていた。舌の潰瘍は診察の度に大きくなっていく。しかし経口摂取は可能であり、痛みも内服薬にてコントロールできていた。徐々に大きくなる潰瘍のため経口摂取困難が予想された。

本人とご主人はできる限り在宅で過ごしたいと希望しており、全身状態が安定している今のタイミングで胃瘻を提案した。食べられるうちに造設し慣れておけば、今後確実に経口困難となるがその際にも入院せずに在宅で過ごせると考えた。同意を得てPEGを行った。数日の入院で自宅退院とし、在宅にてご主人への指導を開始。この時点で経口摂取は十分であったため、水分・薬剤から注入を開始した。

それから週1回の訪問診療が始まった。庭には大きなみかんの木があり、満開の花を咲かせていた。毎回我々が訪問するのを楽しみに待っていてくれた。やがて腫瘍増大のため経口摂取量が減少、それに合わせて胃瘻からの経管栄養を開始し、徐々に増量した。経口からは好きなものを無理のない範囲で食べてもらった。腫瘍からの出血もあり、ご主人に吸引指導を行い自宅での療養を継続した。

訪問のたびにまだ青いみかんを渡された。料理に使えだの、焼酎を飲む時に使えだの、食べ方を教わった。この頃から訪問診療も2回に増やした。唾液や血液の誤嚥による肺炎を合併したため入院治療も勧めたが、在宅での治療を希望された。

最後の訪問診療の時、本人に何が食べたいか聞いてみた。迷わず「みかん」と返事が返ってきた。一緒に食べようと手渡してくれたので、ベッドサイドで一緒に食べた。Yさんは何度もムセながら2房食べた。

翌日の朝、ご主人からの連絡で駆けつけると穏やかな顔でいつものベッドの上で息を引き取っていた。枕元にはみかんが置いてあった。お別れをして玄関を出ると、庭のみかんの木には、たくさんの黄色く色づいた実が海風に揺れていた。

みかんの時期になると毎年思い出す、私に早期胃瘻の大切さを、緩和での胃瘻の大切さを教えてくれた患者さんである。

第10章
ユニークな患者さん

本書の結びとして、とりわけユニークな患者さんについての作品を選びました。

達人

松末　智
大手前栄養学院管理栄養学科／
医療法人桐葉会木島病院　医師

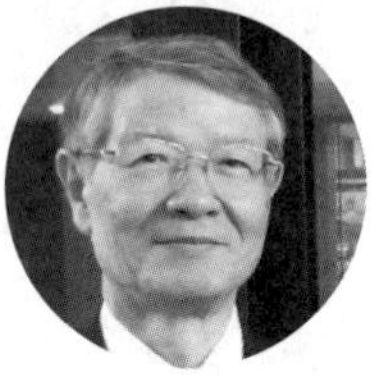

「えー、自分で鼻から管を入れるんでっか？」

ある日の昼近く、外来診察室に結構大きな声が響いた。椅子には、12年前乳頭部がんで膵頭十二指腸切除術を受け、幸い再発の徴候なく経過している70代の小柄な女性が。傍らには、心配そうに息子の嫁。女性は口が達者で、「食べても食べても、痩せてしもて、30kgを切って仕舞いましたわ。この嫁さんも色々考えてくれるんですが、見て下さい、ガリガリでっしゃろ」。消化酵素の処方など工夫してきたが、消化吸収障害が強まってきており、当方は栄養補給が必要なことを話し、夜間だけの成分栄養剤（ED）による経腸栄養（EN）を提案した時のことである。

「丁度昼から、それの達人が来るので教えてもらいますか」

達人とは、大学生のA君。中学生の時、虫垂炎として他院で手術を受けたが、術後経過が思わしくなく当方が担当することになった患者である。瘻孔と通過障害を伴ったクローン病に罹患していることが判明して、TPNで栄養補給し手術を行った。その後、高校入試、大学入試と人生の節目が来るたびに再燃を繰り返し、その都度再手術が必要であった。いかに再燃を防ぎ、通常の学生生活を送るかが本人と当方の最大の目標になった。未だ抗TNFα製剤のない時代で、消化管への負担を少なくして、いかに必要熱量を確保するかという栄養の意義が大きかった。

そこで、経口食は最小限にして1日必要熱量の大部分をEDの経腸栄養で賄うことにした。問題は投与計画である。大学に通う昼間は投与が不可能なので夜間のみの投与にならざるを得なかった。そこで、経鼻胃管の自己挿入と間欠投与への馴らしのために夏休み短期入院した。24時間持続投与から初めて、間欠投与への順化を行い、1200キロカロリーを10時間で輸注できるようになった。この間に、熱心に自己挿入の訓練と工夫を重ね、水の飲み込みと同時にチューブを進める方法を編み出し、チューブの材質、長さも色々探索して、最適なものを自分で選択した。秋学期からは、大学から帰宅して直ちにチューブの自己挿入とともにポンプによるENを開始し、就寝中も継続し、朝にチューブを抜去して大学に出る生活になった。昼食は、負担の少ない食品を中心にした持参弁当とした。ED投与量は活動度に合わせて本人に任せた。これにより適切な栄養状態が維持でき、クローン病寛解期間も大幅に延長して大学を通常通り終え、職にも就くことができた。

夜間間欠ENは日常生活の一部となり、特に、経鼻胃管の自己挿入は鮮やかで、チューブは先端を水で少し濡らし、口からの水の嚥下とともに素早く挿入し、先端が胃に入る感覚がわかるようになったという。いつしか、ENの達人と呼ばれるようになり、同様なENを必要とする人々の良い見本役を買って出てくれるようになった。

くだんの女性もその指導を受け、「あの子、凄いでんね。先生、私もできそうですわ」と意欲的になり、短期間入院の申し込みをして帰って行った。

「なにくそ！俺はここにいる」

岡野　均
岡野医院　医師

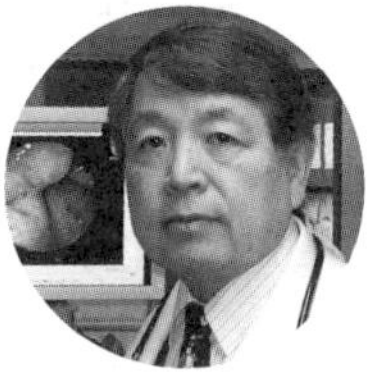

堀江　秀樹、小西　英幸
京都府立医科大学消化器内科　医師

このタイトルは、ＰＤＮ（ＰＥＧドクターズネットワーク）のホームページに月1回連載されている私の在宅胃瘻患者の一人、飛田氏の作品集の題名である。飛田氏と私との出会いは今から16年前に遡る。作品作りに至った経緯は以下の通りである。

飛田氏は55歳の時に脳幹部梗塞を発症され、完全四肢麻痺、構音障害、嚥下障害を認め、入院中に胃瘻造設、気管切開が施行された状態で在宅栄養管理となった。

当初は、自分の意思で動くのが唯一まばたきだけだったので、あいうえおの文字盤を使って簡単なコミュニケーションを図っていた。しばらくすると、リハビリの成果もあり右手の人差し指と親指がかすかに動くことがわかったので、当時開発されたパソコンの重度障害者用のコミュニケーション支援ソフトを使って、モニター画面や人口音声を通じ、意思の疎通をとるようになってきた。

ある時、胃瘻からの栄養補給について問うたところ、「ずぼらに最適、青汁もＯＫだし、偏食はなくなるし、成人病予防にも良い」とユーモアを交えた返答があった。後日、訪問診察に行った際に、「ペグは第二の口だけど　意識しないと忘れている　女房のような奴なのさ…」と簡単な詩を作って見せてくれた。聞くところによると、若い頃は作詞家を目指していたとのことだったので、早速、リハビリを兼ねて作詞活動を勧めたのがきっかけであった。それ以来、作品数は1万篇を超えており、その中のいくつかの作品を紹介する。

《あいうえお50音表》

声をなくした　私には

娘が作った　あいうえお
50音表　頼りです
心がなんとか　通じます

かゆい痛いは　当たり前
上下わかれば　右左
時間いるけど　正確な
気持ちが相手に　通じます

どこにいくにも　連れていき
恋人気取りの　気分です
何があっても　手放せぬ
これがたよりの　命綱

《あれから一年》

あれから一年　色々あった
あれから一年　山坂あった
おかげでどうやら　乗り越えられた
迷惑かけて　すまないね

あれから一年　あなたに逢えた
あれから一年　あなたを知った
苦労苦の字を　笑顔にかくし
尽くしてくれる　人がいる

あれから一年　どうにか過ぎた
あれから一年　心配かけた
家族みんなに　感謝感激
礼の言葉の　ない私

《PEGは第二の口と知る》

予期せぬ事で　倒れたが
あれから六年　異常なく
ペグを第二の　口と知る
上をみあげて　動けぬが
床ずれなどの　気配なし

アイスは舌で　味わって
冷たさ甘さを　感じても
ペグは第二の　口と言う
流すカロリー　滋養には
介護の手間も　楽と言う

半年あまりの　取替えも

自宅で手軽に　お気軽に
ペグは第二の　口だけど
意識しないと　忘れてる
女房のような　奴なんだ

《なにくそ俺は　ここにいる　ペグで15年》
十と五年の　寝たきりで
お蔭様です　古希過ぎた
赤唐がらし　みたいでも
血色だけは　負けないさ

看護の妻は　さりげなく
浴衣の下の　ペグの世話
十と五年は　つかの間で
知らぬ私は　古希過ぎた

食事の苦労　まるでなく
説明どおり　するだけさ

毎度が同じ　くりかえし
間違いなどは　起こらない
十と五年を　寝たまんま
暢気気楽に　古希過ぎた
床ずれ今も　出来てない
栄養足りて　いるせいと
満足している　ペグが好き

「暴れん坊」から「温厚なおじいさん」へ

佐藤 敦子
仙台市医療センター仙台オープン病院 管理栄養士

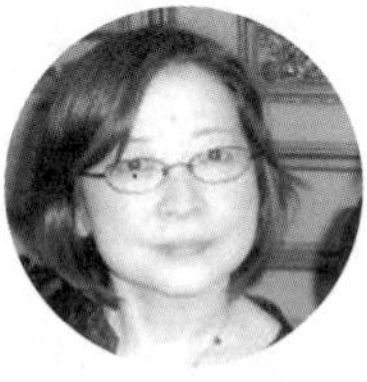

御年94歳のRさん。半年に1回、息子さんに手を引かれ、歩いて胃瘻交換にやってきます。車椅子やストレッチャーを使わずに胃瘻交換にやってくるただ一人の患者さんです。

Rさんが胃瘻を造ったのは2008年の9月のこと。大酒家であったRさんはアルコール性肝硬変を患い、2003年頃から高アンモニア血症を、2007年頃からは肝性脳症を起こすようになり、意識レベル低下で担ぎ込まれ、その度に大暴れ。ある時は、自宅で転倒し左目を失明、顔中を青たんにして入院…。内科病棟では知らない人がいないほどの有名人となり、付いたあだ名が『暴れん坊Rちゃん』。入院のたびに数々の武勇伝を作っていました。

けれども2008年6月は、88歳という年齢も手伝い、肝性脳症に誤嚥性肺炎を併発して入院。8月の退院前評価でも誤嚥があり、経口摂取は不可と判定されて、胃瘻造設を勧められました。Rさんは、認知症の奥さんと自営業を営む息子さんとの3人暮らし。息子さんは仕事が忙しく胃瘻の管理はできないと、訪問看護を利用しての在宅静脈栄養療法を希望、CVポートを造設して退院となりました。ところが、一人で歩くことができるRさん、点滴のラインが邪魔だったのでしょう、ラインの自己抜去、ハサミで切断などを繰り返し、そのたびに呼ばれる往診のドクターがお手上げしたため、翌9月には胃瘻造設目的で入院となりました。

さて、胃瘻を造るのはいいけれど、長い時間接続ラインをつなぐ投与方法では、点滴と同じように抜いたり切ったりされてしまう…。できるだけ短い時間で投与して、自由を奪わない方法はないかな?と思案した結果、当時出始めたばかりの半固形状栄養製品にたどり着き、息子さんが朝、昼、晩と、仕事の合間に1日3回注入することにして退院になりました。

その後は、不思議なことに、現在まで一度も肝性脳症での入院はありません。

2009年に2回入院をしていますが、診断名は感冒と尿路感染症。入院中も経腸栄養療法を継続し、担当の看護師に、「ここのところ抜けやすいから、しっかり差し込まないと駄目なんだ」と接続ラインのつなぎ方を指導するほどのしっかり者に変身！と思いきや、本来は家族一のしっかり者だそうで、本当のRさんに戻っただけでした。お天気のいい日は認知症の奥さんと手をつないで近所の公園を散歩している、往診のドクター曰く、「温厚なおじいさん」のRさん。栄養指標は、高齢で肝硬変がありながらも、88歳の造設当時アルブミン2・2g／dℓ、コリンエステラーゼ37U／ℓ、総コレステロール87mg／dℓが、94歳の現在はアルブミン3・0g／dℓ、コリンエステラーゼ127U／ℓ、総コレステロール132mg／dℓ。胃瘻と在宅訪問診療に支えられて、穏やかな生活を送っているRさん。また来年、胃瘻交換外来でお会いしましょう。

将棋の相手？　二度としたくない

井上　善文

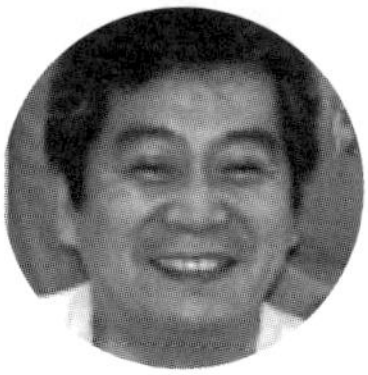

内海さんは89歳男性。脳梗塞の再発で、誤嚥性肺炎を起こすようになり、胃瘻造設目的に紹介入院となりました。胃切除術の既往があったため、紹介元病院ではＰＥＧができなかったのです。また、胆管がんによる腸閉塞として右半結腸切除術を受け、回腸瘻が造設されていました（術後8年が経過しているので、胆管がんではなかったはずです）。入院後、中心静脈栄養法を行いながら栄養状態の改善を待ちました。回腸瘻からの排液が多く、経口摂取ができないために脱水状態になっていたのです。もちろん、栄養障害にも陥っていました。経口摂取はできないと紹介状には記載されていたのですが、なんとなく経口摂取ができるような気がして、耳鼻科で嚥下機能を評価し

てもらいました。水分は誤嚥する可能性が高いと診断されました。でも、私は、それでも、経口摂取ができるようになるような気がしていました。紹介元病院でＰＥＧを試みたができなかったということでしたし、胃切除術後であったので、開腹手術として胃瘻を造設しました。手術は問題なく行われ、術後の経過も順調で、経管栄養を開始しました。回腸瘻からの排液が多かったので、水分管理、電解質管理はいろいろ工夫をしました。

比較的元気なおじいちゃんで、病棟詰所の傍の椅子に座って、一人でカウンターの上に置いてある将棋盤の上に将棋の駒を並べてながめているようでした。看護師さんの話ですが、「先生、おばあちゃんに聞いたのですが、将棋がものすごく強いんですって。参段らしいですよ。この病棟にも将棋のできる患者さんは何人もいますが、ダントツに強いようです」ということでした。よく見ると、将棋の駒のうちの『金』は駒の形に切り抜いた紙に書かれたものでした。『金』だけがなくなっていたのです。「駒、揃ってないのか。そうか、わしが買って寄付したるわ」と言って、近くの湊川商店街へ行ったのですが、将棋の駒って、どこで買うのですか？買ったことがないのでわかりません。文房具屋さん？おもちゃ屋さん？商店街やデパートの中も動き回って教えてもらって、結局、おもちゃ屋さんにはなくて、文房具屋さんで買いました。一つだけありました。買って帰って、病棟の名前〝南3階病棟〟と書いて寄付しました。

さて、内海さんと対局する？「どうせ、ぼけたじいさんやし、いっちょ相手したるか？」という軽い感じで内海さんと将棋を始めました。といっても、私自身、駒の動かし方を知っているという程度で、何十年も前、息子に教えて遊んでいたのですが、そのうち息子に負けるようになった、という程度。あっという間に負けました。最後の詰めの一手を指す時、内海さんが下から見上げるように私を見て、『にやり』と笑った、その目つきが忘れられません。ぼけてても将棋は忘れないんだ、なんて失礼なことを言ったりしましたが、負けは負け。二度と相手はしませんでした。

将棋が強いから、というわけではありませんが、これまたなんとなく、食事ができそうな感じで、主治医に半強制的な命令で嚥下機能の再評価をオーダーさせました。そうすると、耳鼻科の返事は「いける！」でした。早速、トロミ食から開始したところ、どんどん食べられます。大きなスプーンを使うと食べるのが早すぎるので、小さなスプーンに変えたほどでした。胃瘻からは水分のみ補給することとし、食事をする、ということで退院されました。

その後、何度も肺炎で入院。入院は内科で、主治医は絶食、点滴、抗生剤による治療を行います。当然の治療計画です。もちろん、絶食です。誤嚥性肺炎という診断ですから。内海さんは、肺炎での入院ですから内科に入院、外科医の私には連絡はありません。でも、おばあちゃんと廊下でばったり。なんとなく、わかっちゃうんですよね、内海さんが入院しているというのが。おばあちゃんに会うと、「先生、内科に入院しています、肺炎で。食べ過ぎるんです、早すぎるんです。なんぼ言うても、言うことを聞いてくれません。でもね、もう入院して1週間になるのですが、主治医の先生が食べさせてくれないんです。死んでもいいから、食べさせてやりたいんですが」と訴えてきます。「そうやな。死んでもええから食べさせてやりたいんやな。わかった」ということで主治医を説得して食事再開。他の科の医師に対してこういう治療方針を押し付けるか?という感じもありますが、もともとは私が診ていた患者さんだし、私が背景を含めて一番理解しているのです。食事を再開すると、誤嚥せずにうまく食べることができます。それなら、退院できる。これの繰り返し。外来に来ると、「ばあさんが食わしてくれん。もっと食いたいのに、食べさせてくれん」と内海さんが怒ったように訴える。「食べるのが早すぎるんですよ、先生。ゆっくり食べるように言うてやってください」とおばあちゃん。この繰り返し。

何回、入退院を繰り返したでしょうか。最初の入院から約2年後、重症の肺炎となり、亡くなられました。91歳でした。死後の処置をしている時、私はご家族に挨拶に行ったのですが、雰囲気の明るいこと。お孫さんたちも、「おじいちゃん、よかったね、最後まで食べることができて、本当に大往生だよ。91歳まで生きたんだもの」、そんな感じでした。おばあちゃんは、「先生、世の中は、胃瘻はダメ、胃瘻にしてはいけないというけど、NHKのテレビでも言っていましたが、うちのおじいちゃんは胃瘻のおかげで脱水にならずに食事ができて、誤嚥性肺炎になった時は胃瘻から栄養を入れてもらって、本当、胃瘻のおかげでいい生活ができましたよ。ありがたいと思うてます」と言っていました。

さて、この『ぼけたじいさん』の内海さん。本当に将棋が強かったのです。ある日、と言っても、ちょうどiPS細胞の山中先生がノーベル賞を受賞したという新聞記事が出たその日、おばあちゃんが私に見てほしいものがある、と言ってきました。そうです、内海さんの将棋の参段の免状でした。日本将棋連盟の免状で、大山康晴のサインがありました。本物でした。「ぼけたじいさんやし、いっちょ相手したるか?」、とてもとてもそんなレベルではなかったのです。失礼なことをしました。相手にもならなかったんですよ、私は。「医者やと思うて、偉そうに。将棋やったら、お前なんか赤子同然や」という目で内海さんは私を見て、にやりと笑ったのです。

「将棋の相手？二度としたくない」なんて、私が偉そうに言うセリフではなく、内海さんがそう思っていた、のでしょう。「暇やから、相手したろか？」、きっとそう思っていたに違いありません。

＜編者プロフィール＞

井上 善文（いのうえ よしふみ）

大阪大学臨床医工学融合研究教育センター
栄養ディバイス未来医工学共同研究部門 特任教授

◇略歴：昭和55年大阪大学医学部卒業。大阪大学第一外科、同小児外科を経て、米国Duke University Medical Center（平成元年〜）およびUniversity of Florida（平成3年〜）に留学。帰国後、大阪大学第一外科助手（平成9年）、同大学院医学系研究科臓器制御外科講師（平成13年）、医療法人川崎病院外科総括部長（平成17年）を経て、平成25年より現職。

◇所属学会など：日本静脈経腸栄養学会（理事・評議員）、日本外科代謝栄養学会（評議員）、関西PEG・栄養研究会（代表世話人）ほか

栄養医療のスペシャリストがつづる
心に残る経腸栄養の患者さんたち
—胃瘻？ 経鼻胃管？ …ＣＶポート？

2015年3月1日 第1刷発行

編　集　井上《いのうえ》 善文《よしふみ》
発行人　宮定 久男
発行書　有限会社フジメディカル出版
　　　　大阪市北区同心2－4－17 サンワビル　〒530-0035
　　　　TEL 06-6351-0899 / FAX 06-6242-4480
　　　　http://www.fuji-medical.jp
印刷所　奥村印刷株式会社

ISBN978-4-86270-155-8